ENTENDENDO O Autismo

COMO É A VIDA DE UM AUTISTA?

Catalogação na Fonte
Elaborado por: Dayanne Leal Souza
Bibliotecária CRB 9/2162

O488e
2025

Oliveira, Leonardo Soares de
Entendendo o autismo: como é a vida de um autista? / Leonardo Soares de Oliveira. - 1. ed. - Curitiba: Appris, 2025.
113 p. ; 21 cm.

ISBN 978-65-250-7908-0

1. Autista. 2. Transtorno do espectro autista. 3. Autismo. I. Oliveira, Leonardo Soares de. II. Título.

CDD - 616.89

Appris editorial

Editora e Livraria Appris Ltda.
Av. Manoel Ribas, 2265 - Mercês
Curitiba/PR - CEP: 80810-002
Tel. (41) 3156 - 4731
www.editoraappris.com.br

Printed in Brazil
Impresso no Brasil

Leonardo Soares de Oliveira

ENTENDENDO O Autismo

COMO É A VIDA DE UM AUTISTA?

artêra
editorial
Curitiba, PR
2025

FICHA TÉCNICA

EDITORIAL	Augusto V. de A. Coelho Sara C. de Andrade Coelho
COMITÊ EDITORIAL	Ana El Achkar (Universo/RJ) Andréa Barbosa Gouveia (UFPR) Jacques de Lima Ferreira (UNOESC) Marília Andrade Torales Campos (UFPR) Patrícia L. Torres (PUCPR) Roberta Ecleide Kelly (NEPE) Toni Reis (UP)
CONSULTORES	Luiz Carlos Oliveira Maria Tereza R. Pahl Marli C. de Andrade
SUPERVISORA EDITORIAL	Renata C. Lopes
PRODUÇÃO EDITORIAL	Maria Eduarda Pereira Paiz
REVISÃO	José Bernardo
DIAGRAMAÇÃO	Colméia Studios
CAPA	Carlos Pereira
REVISÃO DE PROVA	Lavínia Albuquerque

Apresentação

Querido leitor,

É com imenso prazer que lhe dou as boas-vindas a esta jornada de descoberta e compreensão que se inicia nas páginas deste livro, *Entendendo o Autismo*. Ao longo deste texto, você encontrará não apenas informações, mas também histórias, reflexões e um convite para adentrar um universo que, embora repleto de desafios, também é cheio de beleza, singularidade e resiliência.

Vivemos em uma sociedade que, frequentemente, se depara com o desconhecido. O autismo, um tema que ainda gera muitas dúvidas e preconceitos, é um exemplo claro dessa realidade. É fundamental que possamos discutir abertamente sobre ele, não apenas como uma condição, mas como uma parte intrínseca da diversidade humana. Ao longo deste livro, buscaremos desmistificar o que significa ser autista, apresentando uma visão mais humana e empática sobre o dia a dia de quem vive com essa condição.

Para contextualizar a importância desse tema, gostaria de compartilhar uma breve história que pode ressoar com muitos de vocês. Imagine a vida de Ana, uma jovem autista que, desde pequena, enfrentou desafios diários. Em um mundo que muitas vezes não compreende suas necessidades, Ana encontrou refúgio na arte. Por meio da pintura, ela expressa suas emoções e vivências de uma forma que as palavras não conseguem. Essa é uma das muitas histórias que nos mostram a riqueza da experiência autista, e é com relatos como o de Ana que pretendemos iluminar as páginas deste livro.

O objetivo central de *Entendendo o Autismo* é informar e educar. Queremos que você, leitor, compreenda não apenas as características do autismo, mas também os preconceitos e estigmas que cercam essa condição. É essencial que possamos nos afastar de visões simplistas e reducionistas, que muitas vezes perpetuam a ideia de que o autismo é algo a ser temido ou evitado. Ao invés disso, propomos uma abordagem inclusiva e empática, que reconheça a diversidade e a singularidade de cada indivíduo autista.

A compreensão do autismo não é apenas uma questão de conhecimento; é uma questão de humanidade. Ao nos empenharmos em entender o que significa ser autista, estamos, na verdade, contribuindo para um mundo mais acolhedor e respeitoso. Essa compreensão pode ter um impacto profundo na vida de autistas e suas famílias, promovendo um ambiente onde todos se sintam valorizados e aceitos.

Neste livro, você encontrará uma estrutura pensada para guiá-lo através dos diversos aspectos do autismo. Cada capítulo foi elaborado com o intuito de oferecer uma visão abrangente e acessível. Discutiremos desde as características do autismo, passando pelo diagnóstico, até as interações sociais e as estratégias que podem facilitar a comunicação. Ao longo do caminho, você encontrará informações valiosas, mas também histórias inspiradoras que nos lembram da força e da resiliência que existem na comunidade autista.

Além disso, este livro é um convite à reflexão. Ao longo da leitura, encorajo você a pensar sobre suas próprias percepções e experiências relacionadas ao autismo. Como você se sente ao ouvir sobre o autismo? Quais são os preconceitos que você pode ter enfrentado ou testemunhado? Ao manter uma mente aberta e um coração acolhedor, você estará não apenas aprendendo, mas também se tornando um agente de mudança em sua comunidade.

Por fim, quero deixar uma mensagem de esperança. A inclusão e a aceitação são fundamentais em nossa sociedade. Juntos, podemos construir um mundo onde cada indivíduo, independentemente de suas particularidades, seja respeitado e valorizado. Que este livro sirva como um guia para essa jornada, e que você encontre inspiração e motivação nas histórias e reflexões que aqui apresentamos.

Agradeço por se juntar a nós nesta caminhada. Estou ansioso para que você mergulhe nas próximas páginas e descubra a rica tapeçaria de experiências que o autismo tem a oferecer.

Com carinho e gratidão,

Leonardo Soares de Oliveira

Prefácio 1

Escrever sobre o autismo é uma jornada de reflexão, aprendizado e, acima de tudo, de empatia. Neste livro, Leonardo Soares de Oliveira compartilha sua experiência única, trazendo não apenas informações valiosas, mas também um olhar sensível sobre os desafios e conquistas no caminho do diagnóstico e da adaptação.

Ao longo destas páginas, somos convidados a compreender melhor o espectro autista, desmistificando conceitos e reconhecendo a importância do acolhimento e da inclusão. O autor nos guia com sua vivência, mostrando que, apesar das dificuldades, há sempre espaço para o crescimento, o amor e a superação.

Que esta obra sirva de inspiração para pacientes, familiares, profissionais e todos aqueles que buscam compreender e lidar com o autismo de maneira mais humana e respeitosa. Afinal, conhecimento e empatia são as chaves para um mundo mais acessível a todos!

Isabella Braga Ribeiro Coutinho

Médica neurologista, apaixonada por vidas
e pelo sucesso de seus pacientes

Prefácio 2

Leonardo Soares de Oliveira, que projeto maravilhoso você desenvolveu! Seu livro *Entendendo o Autismo* é uma obra realmente notável, capaz de mudar a forma como as pessoas enxergam e entendem o autismo. A sua dedicação em explorar todos os aspectos da vida de uma pessoa autista, desde o diagnóstico até a fase adulta, é algo admirável e certamente ressoará no coração de muitos leitores. Parabéns pelo esforço e trabalho investidos nesse projeto. Este livro possui um imenso potencial e pode alcançar vendas de centenas de milhares de cópias, espalhando conhecimento e empatia por onde for. Por fim, para você, leitor, a obra que está em suas mãos atua como uma ponte entre experiências, saberes e empatia.

Vincent Law

Designer narrativo e de games

Prefácio 3

Caro Leitor, é com imenso prazer que inicio com você essa jornada de grandes descobertas que estarão propostas nas páginas que se seguem. Podemos dizer que estes são apenas pequenos passos com que o autor Leonardo Soares de Oliveira nos conduzirá rumo à uma infinidade de singularidades e subjetividades do espectro autista. Durante toda a minha trajetória clínica e dentre tudo que observo, acompanho e assimilo, nada me foi tão desafiador e, ao mesmo tempo, encantador do que perceber a maneira única com que cada paciente dentro do espectro é capaz de enxergar o mundo ao seu redor, de se conectar com as cores, formas, sons e pessoas, de maneira inigualável, esforçando-se tanto para se autorregular diante dos desafios que os ambientes e as relações propõem naturalmente, quando, para os neurotípicos, os ditos "normais", seria mais um dia como outro qualquer, um passeio no parque em um dia chuvoso, por assim dizer, talvez um pouco mais difícil e menos prazeroso, mas apenas mais um dia, mas, para os "atípicos", os esforços precisam ser redobrado e não é "drama, birra ou malcriação", como se ouve falar, é dor, é angústia, é inadequação, é um desconforto enorme a ponto de desencadear uma crise de irritabilidade e uma inquietação corporal extrema! Só quem convive com esses desafios seria capaz de entender de verdade e o autor pode falar com muita propriedade sobre o assunto em um lugar de vivência e de superação. A relevância dessa obra está na iniciativa de promoção do conhecimento e no despertar da nossa sensibilidade em relação às diferenças como um todo, é uma desconstrução diária de como entendemos o mundo e de como ele é sob a ótica do outro. Ao mergulharmos nessa leitura, tentamos desenvolver empatia em relação a uma condição que não passa, não muda, apenas se adapta e por isso requer toda a nossa atenção e acolhimento. Certa vez, li um tópico sobre o autismo que me causou grande impacto e reflexão, o qual gostaria de compartilhar: "Do lado de fora, olhando para dentro, você nunca poderá entendê-lo. Do lado de dentro, olhando para fora, você jamais conseguirá explicá-lo. Isso é autismo!".

Que esta linda obra, de um olhar de dentro, possa te ajudar a despertar empatia por esse universo ainda tão pouco conhecido e explorado. Meus sinceros agradecimentos ao autor pelo presente gerado, e a você, querido leitor, desejo que se junte a nós nessa jornada de amor, carinho, muita compreensão e tolerância.

Eliane Hembeck Palmeira

Psicóloga/neuropsicóloga e
psicopedagoga clínica e institucional

Sumário

Capítulo 1
Introdução ao livro 17

Capítulo 2
O que é o autismo? 24

Capítulo 3
Características do autismo 31

Capítulo 4
O diagnóstico do autismo 38

Capítulo 5
O dia a dia de um autista 45

Capítulo 6
Autismo e a escola 53

Capítulo 7
Interações sociais e relacionamentos 61

Capítulo 8
Autonomia e habilidades da vida diária 68

Capítulo 9
Autismo na adolescência 76

Capítulo 10
Autismo e a vida adulta 86

Capítulo 11
O papel da família e do cuidador 95

Capítulo 12
O futuro do autismo 104

Capítulo 1

INTRODUÇÃO AO LIVRO

Quando falamos sobre autismo, é fundamental compreender a importância desse tema em nossa sociedade atual. O autismo, que afeta milhões de pessoas ao redor do mundo, ainda é cercado por preconceitos e desinformação. É essencial que discutamos abertamente sobre isso, não apenas para desmistificar o que é ser autista, mas também para promover uma cultura de aceitação e empatia. O autismo não é apenas uma condição a ser estudada; é uma parte da vida de muitos indivíduos e suas famílias, que enfrentam desafios diários e, ao mesmo tempo, compartilham histórias de superação e amor.

Permita-me compartilhar uma breve história que ilustra essa vivência. Conheci Ana, uma jovem de 10 anos que, desde muito pequena, demonstrava uma maneira única de se relacionar com o mundo. Para ela, as cores eram mais vibrantes, os sons mais intensos e as emoções, mais profundas. Ana se encantava com detalhes que muitas vezes passavam despercebidos por outros. Porém, sua jornada não foi fácil. Desde o diagnóstico, sua família passou por uma montanha-russa de emoções, aprendendo a lidar com as particularidades do autismo. Com o tempo, eles descobriram que a chave para uma vida mais harmoniosa estava na compreensão e na aceitação, não apenas por parte da família, mas de toda a comunidade ao seu redor.

Este livro tem como objetivo informar, desmistificar e oferecer uma visão mais humana sobre o dia a dia de um autista. Queremos que você, leitor, não apenas compreenda as características do autismo, mas que também se conecte emocionalmente com as histórias e experiências de vida daqueles que vivem essa realidade. Ao longo dos próximos capítulos, você encontrará informações valiosas e relatos que certamente tocarão seu coração e ampliarão sua visão sobre o que significa ser autista.

É importante lembrar que a compreensão do autismo vai além de meras definições e diagnósticos. Trata-se de entender as nuances da vida de cada indivíduo autista, respeitando suas singularidades e promovendo inclusão em todos os aspectos da sociedade. Ao longo deste livro, abordaremos os preconceitos e estigmas que ainda cercam o autismo, discutindo a relevância de uma abordagem empática. Acreditamos que, ao desmistificar o autismo, podemos impactar positivamente a vida de autistas e suas famílias, criando um ambiente mais acolhedor e respeitoso.

Convido você a embarcar nesta jornada de aprendizado e reflexão. Ao longo deste livro, você será apresentado a diferentes aspectos do autismo, desde suas características até as interações sociais e o papel fundamental da família. Cada capítulo foi cuidadosamente elaborado para que você possa se aprofundar e compreender melhor a vivência de um autista, proporcionando a você ferramentas para promover a inclusão e a empatia em sua própria vida.

Ao abrir sua mente e seu coração, você estará contribuindo para um mundo mais justo e acolhedor para todos. Vamos juntos explorar essa realidade e cultivar um entendimento mais profundo sobre o autismo e as vidas que ele toca.

A compreensão do autismo é uma jornada que exige empatia e disposição para enfrentar preconceitos e estigmas que ainda permeiam a sociedade. Infelizmente, muitos ainda veem o autismo através de uma lente distorcida, repleta de mitos e desinformação. Por exemplo, é comum ouvir que pessoas autistas não têm emoções ou que são incapazes de formar vínculos afetivos. Essas ideias são não apenas incorretas, mas também prejudiciais, pois negam a rica e complexa experiência humana que cada autista vive.

É essencial que, ao falarmos sobre autismo, o façamos com uma abordagem inclusiva e respeitosa. A falta de compreensão pode levar a situações de exclusão, *bullying* e marginalização, que impactam profundamente a vida de autistas e suas famílias. Quando nos deparamos com o desconhecido, a tendência é temer o que não entendemos. Portanto, ao promovermos uma visão mais clara e humana do autismo, estamos contribuindo para a construção de uma sociedade mais acolhedora.

A empatia desempenha um papel crucial nesse processo. Ao nos colocarmos no lugar do outro, conseguimos ver além das dificuldades e desafios que um autista pode enfrentar. Podemos entender que, por trás de cada comportamento, há uma história, uma emoção, uma luta. Essa perspectiva nos ajuda a criar laços mais fortes e a desenvolver um ambiente de apoio. Imagine, por exemplo, o impacto positivo que um simples gesto de compreensão pode ter na vida de alguém que se sente isolado ou incompreendido. Um sorriso, uma palavra de encorajamento, podem fazer toda a diferença.

É vital que todos nós, como sociedade, nos esforcemos para aprender sobre o autismo e a vida de seus indivíduos. Isso não significa apenas ler e estudar, mas também ouvir as vozes daqueles que vivem essa realidade. Muitas vezes, as melhores lições vêm das experiências diretas de autistas e de suas famílias. Ao darmos espaço para essas vozes, estamos não apenas educando a nós mesmos, mas também validando suas experiências e sentimentos.

A compreensão do autismo não é uma tarefa que se completa em um único dia. É um processo contínuo, que requer abertura e disposição para aprender e crescer. Ao longo deste livro, você encontrará histórias de vida que ilustram a diversidade das experiências autistas, desde as alegrias e conquistas até os desafios e lutas diárias. Essas narrativas não apenas enriquecem nossa compreensão, mas também nos conectam de forma mais profunda com a realidade vivida por muitos.

Ao nos dedicarmos a entender o autismo, estamos contribuindo para um mundo onde cada indivíduo, independentemente de suas particularidades, possa ser aceito e valorizado. A jornada para a inclusão é uma responsabilidade coletiva, e cada um de nós tem um papel a desempenhar. Portanto, ao longo da leitura, convido você a refletir sobre suas próprias percepções e experiências relacionadas ao autismo. Como você pode ser um agente de mudança em sua comunidade? Quais atitudes podem ser adotadas para promover um ambiente mais acolhedor e inclusivo?

A mensagem que queremos deixar é de esperança. Acreditamos que, ao unir esforços e promover a compreensão, podemos transformar a sociedade em um lugar onde todos, autistas e não autistas, possam coexistir em harmonia. A inclusão e a aceitação são fundamentais para que possamos construir um futuro mais justo e humano. Portanto, ao se aprofundar nas páginas que seguem, lembre-se de que cada passo dado em direção à compreensão é um passo em direção a um mundo melhor para todos.

A estrutura deste livro foi cuidadosamente planejada para oferecer uma compreensão abrangente e profunda sobre o autismo, abordando desde suas características fundamentais até a vida cotidiana de autistas e o papel vital das famílias e cuidadores nesse contexto.

No segundo capítulo, "O que é o autismo?", você encontrará uma definição clara e acessível do Transtorno do Espectro Autista (TEA). Vamos explorar a história do autismo, analisando como a percepção e os diagnósticos evoluíram ao longo do tempo. É um convite para que você se familiarize com as nuances do autismo, entendendo as diferenças entre autismo leve, moderado e severo, e como esses conceitos se refletem nas experiências de vida de cada indivíduo.

Em "Características do autismo", o terceiro capítulo, abordaremos os aspectos comportamentais e sensoriais que definem a vivência de um autista. Vamos discutir as dificuldades de comunicação e interação social, os comportamentos repetitivos e a sensibilidade a estímulos, permitindo que você compreenda melhor como essas características se manifestam no dia a dia. Este capítulo é essencial para que você possa perceber a riqueza da experiência autista, que muitas vezes é mal compreendida.

No quarto capítulo, "O diagnóstico do autismo", você verá como é fundamental um diagnóstico preciso e precoce. Discutiremos os sinais e sintomas a serem observados e a importância de uma avaliação multidisciplinar. A desmistificação dos testes e critérios de diagnóstico será um ponto central, visando equipá-lo com o conhecimento necessário para entender o processo que leva a um diagnóstico.

O quinto capítulo, "O dia a dia de um autista", trará uma visão íntima da rotina de um autista. Você será convidado a acompanhar relatos que revelam os desafios e as alegrias de um cotidiano estruturado, onde a previsibilidade se torna um aliado.

Aqui, o autor compartilhará histórias que destacam a sobrecarga sensorial e as interações em ambientes sociais, proporcionando uma visão mais pessoal da vida diária.

Em "Autismo e a escola", o sexto capítulo, discutiremos as experiências escolares de autistas, abordando as dificuldades enfrentadas e as metodologias inclusivas que podem ser aplicadas. Este capítulo é uma oportunidade para entender como a educação pode ser um espaço de acolhimento e aprendizado, tanto para alunos autistas quanto para seus colegas.

No sétimo capítulo, "Interações sociais e relacionamentos", exploraremos como os autistas vivenciam suas relações. Por meio de histórias reais, você poderá compreender os desafios e as conquistas nas amizades e nas dinâmicas familiares, ressaltando a importância dos vínculos sociais na vida de um autista.

O oitavo capítulo, "Autonomia e habilidades da vida diária", enfatiza a relevância de desenvolver a independência, apresentando estratégias práticas que podem ser adotadas para fomentar a autoconfiança e a capacidade de gerenciar a vida cotidiana. Aqui, você verá como pequenas conquistas podem ter um impacto profundo na autoestima de um autista.

Na adolescência, os desafios se intensificam, e é isso que abordaremos no nono capítulo, "Autismo na adolescência". Discutiremos as mudanças emocionais e sociais que ocorrem nesse período, além de estratégias para apoiar jovens autistas a navegar por essa fase repleta de transformações.

O décimo capítulo, "Autismo e a vida adulta", focará na transição para a vida adulta, e nele abordaremos as oportunidades e os desafios que surgem nessa fase. A inserção no mercado de trabalho e a construção de relações significativas serão temas centrais, mostrando como a vida adulta pode ser enriquecedora para autistas.

No décimo primeiro capítulo, "O papel da família e do cuidador", discutiremos a importância do suporte familiar e como os cuidadores podem influenciar positivamente a evolução do autista. Este capítulo oferecerá insights e estratégias para fortalecer a rede de apoio, promovendo um ambiente acolhedor e saudável.

Por fim, no décimo segundo capítulo, "O futuro do autismo", refletiremos sobre as práticas e pesquisas atuais que visam apoiar a comunidade autista. Será uma oportunidade para discutir as tendências futuras e a importância da inclusão e do respeito nas interações cotidianas.

Ao longo de cada capítulo, você encontrará histórias inspiradoras, reflexões profundas e conselhos práticos que o convidarão a se engajar ativamente na promoção da inclusão e da empatia. Acreditamos que, ao final desta leitura, você estará não apenas mais informado, mas também mais conectado emocionalmente com a realidade vivida por autistas, pronto para ser um agente de mudança em sua comunidade.

Ao longo desta jornada de aprendizado, convido você a refletir sobre suas próprias percepções e experiências relacionadas ao autismo. Pense em como, muitas vezes, a falta de informação pode levar a mal-entendidos e preconceitos. Já parou para considerar como uma simples conversa pode mudar a percepção de alguém sobre o que significa ser autista? O que você pode fazer para ser um agente de mudança em sua comunidade?

Um aspecto fundamental que precisamos abordar é a importância da empatia. Imagine, por um momento, a vida de uma criança autista em uma sala de aula. Para ela, cada barulho, cada movimento e cada olhar pode ser intensamente amplificado, criando um cenário que, para muitos, seria apenas uma rotina diária. Como você se sentiria se estivesse nesse lugar? A empatia nos permite ver além das dificuldades e nos conectar com as emoções e experiências que moldam a vida de um autista.

Ao longo da leitura, mantenha uma mente aberta e um coração acolhedor. A jornada para entender o autismo não é apenas sobre adquirir conhecimento, mas também sobre cultivar uma atitude de aceitação e respeito. Cada história que você encontrará nas páginas seguintes é uma janela para o mundo de alguém que vive o autismo. Essas narrativas são poderosas, pois trazem à tona a humanidade por trás do diagnóstico, mostrando que, acima de tudo, estamos lidando com vidas repletas de sonhos, desafios e conquistas.

A mensagem que desejo deixar é de esperança e transformação. Acreditamos que, ao unir esforços e promover a compreensão, podemos criar um ambiente onde todos, autistas e não autistas, possam coexistir em harmonia. Esse é um convite para que você se torne um defensor da inclusão, alguém que não apenas entende, mas que também age em prol de um mundo mais justo e acolhedor.

Ao se aprofundar nas páginas que seguem, lembre-se de que cada passo dado na direção da compreensão é um passo em direção a um futuro melhor para todos. Vamos juntos explorar essa realidade, cultivando um entendimento mais profundo sobre o autismo e as vidas que ele toca. Ao final, espero que você não apenas tenha adquirido conhecimento, mas que também tenha se conectado emocionalmente com a realidade vivida por muitos, pronto para fazer a diferença em sua comunidade e na vida daqueles que o rodeiam.

Capítulo 2

O QUE É O AUTISMO?

Quando falamos sobre autismo, é essencial começar com uma definição clara e acessível do Transtorno do Espectro Autista (TEA). O autismo é uma condição neurodesenvolvimental que afeta a forma como uma pessoa percebe o mundo e se relaciona com os outros. O TEA é caracterizado por desafios em áreas como a comunicação, a interação social e comportamentos repetitivos. É importante ressaltar que não se trata de uma doença, mas sim uma variação da neurodiversidade humana, que se manifesta de maneiras únicas em cada indivíduo.

O conceito de espectro é fundamental para a compreensão do autismo. O TEA abrange uma ampla gama de características e severidades, que podem variar de leve a moderada e severa. Isso significa que duas pessoas autistas podem apresentar comportamentos e habilidades muito diferentes. Por exemplo, uma pessoa pode ter dificuldades significativas de comunicação e precisar de apoio constante, enquanto outra pode ser altamente funcional, com habilidades excepcionais em áreas específicas, como matemática ou arte. Essa diversidade é o que torna o autismo tão complexo e fascinante.

Entender o autismo como um espectro nos convida a olhar além dos rótulos e a reconhecer a singularidade de cada indivíduo. Cada autista possui suas próprias experiências, desafios e conquistas. Ao invés de uma visão simplista que reduz a condição a um conjunto de sintomas, devemos nos esforçar para ver a pessoa por trás do diagnóstico. Isso nos ajuda a promover uma cultura de aceitação e inclusão, onde cada um é valorizado por suas particularidades.

Compreender o autismo é um passo crucial para desmistificar preconceitos e estigmas que ainda cercam a condição. Muitas vezes, a falta de informação gera medo e desconfiança, levando a mal-entendidos que podem ser prejudiciais. O autismo não impede a formação de laços afetivos; pelo contrário, muitos autistas são profundamente sensíveis e conectados ao que acontece ao seu redor.

Ao falarmos sobre autismo, é vital que façamos isso com empatia e respeito. A compreensão do autismo deve ser uma jornada coletiva, onde todos têm um papel a desempenhar. Ao nos educarmos sobre a condição, ao ouvirmos as vozes de autistas e suas famílias, e ao nos dispormos a aprender, estamos contribuindo para um ambiente mais acolhedor e inclusivo. Isso não apenas beneficia os autistas, mas enriquece toda a sociedade, promovendo um entendimento mais profundo da diversidade humana.

Neste capítulo, ao explorarmos o que é o autismo, convido você a refletir sobre como pode ser um agente de mudança em sua comunidade. Pense em como suas ações e palavras podem impactar a vida de alguém que vive com autismo. A compreensão é o primeiro passo para a aceitação, e a aceitação é o caminho para um mundo mais justo e humano para todos.

A história do autismo é rica e complexa, marcada por avanços significativos e mudanças nas percepções sociais ao longo do tempo. Para compreender o que é o autismo, é necessário olhar para suas origens e como as interpretações e diagnósticos evoluíram. O termo "autismo" foi utilizado pela primeira vez na década de 1940, quando os médicos começaram a reconhecer um padrão de comportamentos que se diferenciava das expectativas sociais normais. O psiquiatra suíço Eugen Bleuler foi um dos primeiros a usar a palavra, referindo-se a um estado de isolamento emocional. No entanto, foi Leo Kanner, em 1943, que fez a primeira descrição clínica do autismo, identificando um grupo de crianças que apresentavam dificuldades em se relacionar com os outros e em se comunicar.

Desde então, os critérios de diagnóstico passaram por diversas revisões. Na década de 1980, o autismo foi oficialmente reconhecido como um transtorno do desenvolvimento, e a inclusão do Transtorno do Espectro Autista (TEA) na quinta edição do Manual Diagnóstico e Estatístico de Transtornos Mentais (DSM-5), em 2013, trouxe uma nova compreensão do autismo. Essa classificação enfatiza que o autismo não é uma condição única, mas sim um espectro que abrange uma variedade de experiências e manifestações. Essa mudança foi fundamental, pois permitiu que mais indivíduos fossem diagnosticados e recebesse apoio, independentemente da gravidade de seus sintomas.

Ao longo das décadas, a percepção social sobre o autismo também evoluiu. Inicialmente, muitos viam o autismo com medo e incompreensão, levando a estigmas que ainda persistem. No entanto, com o avanço da pesquisa e a crescente visibilidade de vozes autistas, a sociedade começou a entender melhor a diversidade das experiências autistas. As narrativas de autistas, que antes eram ignoradas, agora ganham destaque, humanizando a condição e promovendo a empatia.

A importância de compreender a história do autismo não pode ser subestimada. Ela nos ajuda a reconhecer os desafios enfrentados por autistas e suas famílias ao longo do tempo, além de nos permitir ver o progresso que foi feito. Essa trajetória de luta e superação é um testemunho da resiliência da comunidade autista e da necessidade de continuarmos a promover a aceitação e a inclusão.

Portanto, ao refletirmos sobre a história do autismo, somos convidados a considerar não apenas os diagnósticos e as pesquisas, mas também as vidas que estão por trás dessas definições. Cada autista traz consigo uma história única, repleta de desafios, conquistas e uma riqueza de experiências que merecem ser reconhecidas e valorizadas. Ao aprendermos sobre essa história, estamos não apenas nos educando, mas também nos preparando para construir um futuro mais inclusivo e respeitoso para todos.

Um dos aspectos mais desafiadores na compreensão do autismo são os estigmas e preconceitos que ainda cercam essa condição. Infelizmente, muitos mitos persistem, distorcendo a realidade e dificultando a aceitação plena de pessoas autistas na sociedade.

Imagine, por um momento, a história de Pedro, um jovem autista que sempre se destacou em sua escola por sua habilidade em matemática. Apesar de sua inteligência, Pedro enfrentou muitos desafios sociais. Seus colegas frequentemente o viam como "estranho" por suas dificuldades em manter conversas e por seu jeito único de se expressar. Isso o levou a sentir-se isolado e incompreendido. Contudo, por trás dessa fachada, Pedro sentia emoções profundas e desejava conectar-se com seus colegas. Ele apenas precisava de um pouco mais de tempo e compreensão.

O impacto do preconceito na vida cotidiana de autistas e suas famílias pode ser devastador. A exclusão social, o *bullying* e a marginalização são realidades que muitas pessoas autistas enfrentam. Essas experiências negativas não apenas afetam a autoestima dos indivíduos, mas também podem levar a problemas de saúde mental, como ansiedade e depressão. É fundamental que a sociedade compreenda que cada autista tem uma história única, repleta de desafios e conquistas, e que a empatia é a chave para promover um ambiente mais acolhedor.

A educação e a conscientização são ferramentas poderosas na luta contra esses estigmas. Quando nos dispomos a aprender sobre o autismo e a ouvir as vozes de autistas e suas famílias, estamos contribuindo para a construção de uma sociedade mais inclusiva. Projetos educativos em escolas, campanhas de sensibilização e diálogos abertos são passos importantes para desmistificar o autismo e promover a aceitação.

Um exemplo inspirador é o trabalho de organizações que promovem a inclusão de autistas em ambientes de trabalho. Elas não apenas educam os empregadores sobre as habilidades e potencialidades dos autistas, mas também ajudam a criar um espaço onde a diversidade é celebrada. Ao focar nas capacidades e talentos, em vez das limitações, essas iniciativas estão mudando a narrativa em torno do autismo.

Nesse contexto, é essencial que todos nós, como sociedade, façamos um esforço consciente para combater os estigmas que cercam o autismo. Pergunte-se: como você pode contribuir para um ambiente mais acolhedor? Como pode ser um aliado para aqueles que enfrentam preconceitos? Cada pequena ação conta, e um simples gesto de compreensão pode fazer toda a diferença na vida de alguém que se sente isolado ou incompreendido.

A mensagem que deixamos aqui é clara: a luta contra os estigmas e preconceitos é uma responsabilidade coletiva. Ao nos educarmos e nos abrirmos para a compreensão, podemos criar um mundo onde todos, independentemente de suas particularidades, sejam aceitos e valorizados. Vamos juntos trabalhar para transformar a percepção do autismo, promovendo empatia, inclusão e um futuro mais justo para todos.

A necessidade de empatia e inclusão é um tema fundamental quando falamos sobre autismo. Para muitos, a empatia pode parecer uma palavra simples, mas seu significado profundo e suas implicações na vida de uma pessoa autista são imensos. Empatia é a capacidade de se colocar no lugar do outro, de sentir o que o outro sente e, mais importante, de agir a partir desse entendimento. No contexto do autismo, isso se traduz em um esforço consciente para compreender as experiências únicas e, muitas vezes, desafiadoras que os autistas enfrentam diariamente.

Imagine uma criança autista chamada Lucas, que entra em uma sala de aula cheia de barulhos, risos e conversas. Para muitos, esse ambiente pode parecer vibrante e estimulante, mas para Lucas, cada som é amplificado e cada movimento pode ser uma distração avassaladora. Ele pode se sentir perdido em meio a essa cacofonia, desejando um momento de paz. Se seus colegas e professores puderem se esforçar para entender essa realidade, talvez possam criar um espaço mais acolhedor, onde Lucas se sinta seguro para se expressar. Pequenos gestos, como um ambiente mais tranquilo ou a inclusão de pausas durante as atividades, podem fazer toda a diferença.

Além disso, é essencial que a sociedade reconheça que cada autista é um indivíduo com suas próprias histórias e emoções. A inclusão não se resume a aceitar a presença de autistas em diferentes contextos, mas sim a garantir que eles sejam ouvidos, respeitados e valorizados. Se você já teve a oportunidade de conversar com alguém que vive com autismo, pode ter notado a riqueza de suas perspectivas. Cada autista traz consigo uma visão única do mundo, e essas visões podem enriquecer nossas vidas de maneiras que muitas vezes não imaginamos.

O papel da empatia se estende além do simples entendimento; ele envolve ação. Que tal considerar como você pode ser um aliado na vida de uma pessoa autista? Isso pode incluir desde oferecer apoio em momentos difíceis até ser um defensor da inclusão em sua comunidade. Ao participar de eventos que promovem a conscientização sobre o autismo ou ao simplesmente compartilhar informações corretas com amigos e familiares, você se torna parte de uma mudança maior.

Pequenas ações, como sorrir para um autista que parece deslocado em um ambiente social ou oferecer ajuda em uma situação desafiadora, podem ter um impacto significativo. Essas interações não apenas ajudam a pessoa autista, mas também contribuem para a construção de um ambiente mais acolhedor e respeitoso para todos. Ao promover a empatia, estamos criando uma rede de apoio que beneficia não apenas os autistas, mas toda a sociedade.

Convido você a refletir sobre como pode integrar a empatia em sua vida diária. Pense em situações em que você pode ser um agente de mudança. Como você pode contribuir para um mundo onde todos se sintam valorizados, independentemente de suas particularidades? Cada um de nós tem a capacidade de fazer a diferença, e ao nos unirmos em torno da causa da inclusão, podemos transformar a percepção do autismo e promover um futuro mais justo e humano.

A empatia e a inclusão são mais do que conceitos; são ações que podem moldar a vida de autistas e de suas famílias. Ao nos dedicarmos a entender e a apoiar, estamos construindo um caminho para um mundo onde todos possam prosperar. Vamos juntos cultivar essa empatia e promover uma sociedade que valoriza a diversidade em todas as suas formas.

Capítulo 3

CARACTERÍSTICAS DO AUTISMO

Compreender as dificuldades de comunicação é um passo essencial para desmistificar o autismo e promover um ambiente mais acolhedor. As pessoas autistas podem enfrentar desafios significativos em várias formas de comunicação, que vão além da simples fala. Muitas vezes, a linguagem corporal, os gestos e a comunicação não verbal se tornam barreiras que dificultam a interação social. Para um autista, entender as sutilezas de uma conversa pode ser tão desafiador quanto aprender um novo idioma.

Vamos pensar em Ana, uma menina autista que adora desenhar. Quando está em uma sala cheia de crianças, ela se sente perdida. As conversas rápidas, os risos e os gestos a cercam, mas Ana não consegue acompanhar. Enquanto seus colegas falam sobre o que vão fazer no recreio, ela se sente incapaz de entrar na conversa. O que poderia ser uma interação simples se transforma em um momento de frustração. Ana prefere se comunicar por meio de seus desenhos, expressando emoções e pensamentos que as palavras não conseguem traduzir. Essa é uma realidade comum para muitos autistas, que podem encontrar formas alternativas de se expressar.

É fundamental reconhecer que as dificuldades de comunicação não significam a falta de desejo de se conectar. Pelo contrário, muitos autistas desejam profundamente formar laços, mas podem precisar de apoio adicional para fazê-lo. Estratégias como o uso de dispositivos de comunicação alternativa, quadros de comunicação ou aplicativos podem ser ferramentas valiosas. Esses recursos permitem que a comunicação aconteça de maneira mais fluida, ajudando a construir pontes entre o mundo autista e o mundo neurotípico.

Além disso, a criação de ambientes de apoio é crucial. Professores, familiares e amigos podem desempenhar um papel vital ao oferecer um espaço seguro onde as tentativas de comunicação sejam encorajadas e valorizadas. Um ambiente acolhedor, onde erros são vistos como parte do aprendizado, pode fazer toda a diferença. Imagine uma sala de aula onde as crianças são incentivadas a se expressar de maneiras diferentes, seja por meio da arte, da música ou da escrita. Esse tipo de abordagem não apenas beneficia os autistas, mas enriquece a experiência de todos os alunos, promovendo um clima de respeito e inclusão.

A comunicação é uma via de mão dupla. Assim como é importante que os autistas tenham acesso a ferramentas e ambientes que favoreçam a comunicação, é igualmente essencial que aqueles ao seu redor se esforcem para entender e se adaptar. Isso pode incluir o uso de uma linguagem clara, evitando expressões idiomáticas que podem ser confusas, e observando as reações do autista para ajustar a abordagem.

Neste capítulo, convido você a refletir sobre como pode ser um facilitador na comunicação com autistas. Pense em como suas ações e palavras podem criar um espaço mais inclusivo e acolhedor. Ao nos tornarmos mais conscientes das dificuldades que muitos enfrentam e ao oferecermos apoio genuíno, estamos contribuindo para um mundo onde todos têm a oportunidade de se expressar e ser ouvidos. A empatia é a chave que abre as portas da comunicação, e cada um de nós pode ser o agente de mudança que transforma a vida de alguém.

Interação social é um aspecto que pode se tornar um verdadeiro labirinto para muitos autistas. Para eles, entender as normas sociais que parecem tão naturais para os neurotípicos pode ser um desafio diário. Imagine um jovem chamado Rafael, que, ao tentar se juntar a uma conversa entre amigos, se vê perdido em meio a piadas e referências que não compreende. Enquanto seus colegas riem e interagem de forma fluida, Rafael sente que está assistindo a um filme sem legendas. Essa desconexão pode levar a sentimentos de frustração e solidão, pois ele deseja participar, mas não sabe como.

As nuances da comunicação, como a leitura de expressões faciais e o entendimento de sinais não verbais, podem ser especialmente complicadas. Muitas vezes, um sorriso ou uma expressão de desapontamento passam despercebidos. Isso não significa que Rafael não se importe; pelo contrário, ele pode estar profundamente atento ao que está acontecendo, mas simplesmente não consegue decifrar o código social que rege essas interações. É aqui que entra a importância de um ambiente acolhedor e compreensivo, onde as tentativas de interação são valorizadas, independentemente do resultado.

Os comportamentos repetitivos, por sua vez, são frequentemente mal interpretados. Para muitos, esses comportamentos, como balançar as mãos ou repetir frases, podem parecer estranhos ou desnecessários. No entanto, para autistas, essas ações podem servir como um mecanismo de enfrentamento em situações de estresse. Voltemos a Rafael: em momentos de ansiedade, ele pode começar a balançar as pernas ou a repetir uma palavra que o faz sentir-se seguro. Esses comportamentos não são apenas formas de se acalmar, mas também expressões de sua identidade. Eles ajudam a regular suas emoções e a criar um espaço de conforto em meio ao caos.

É essencial, portanto, que a sociedade aprenda a ver esses comportamentos sob uma nova luz. Em vez de rotulá-los como estranhos ou inadequados, devemos nos perguntar: como podemos apoiar Rafael e outros como ele? A resposta está em criar espaços onde a individualidade seja celebrada. Isso pode incluir a implementação de práticas inclusivas em escolas e ambientes de trabalho, onde as diferenças são vistas como uma riqueza e não como um obstáculo.

Histórias de vida de autistas, como a de Rafael, nos mostram que a interação social e os comportamentos repetitivos são partes intrínsecas de suas experiências. Cada relato traz à tona a diversidade das vivências autistas, revelando que, embora os desafios sejam reais, também existem conquistas e momentos de alegria. Ao ouvirmos essas vozes, somos convidados a expandir nossa compreensão e a cultivar um ambiente onde todos possam se sentir à vontade para ser quem realmente são.

A mudança começa com a empatia e o reconhecimento de que cada pessoa, independentemente de suas particularidades, merece ser ouvida e respeitada. Ao adotarmos uma abordagem inclusiva, não apenas ajudamos autistas a se sentirem mais conectados e compreendidos, mas também enriquecemos nossas próprias vidas com a diversidade de experiências e perspectivas que eles trazem.

Sensibilidade sensorial é um tema central na vivência de muitos autistas e merece uma atenção especial. Para muitos indivíduos no espectro, a percepção do mundo é intensamente diferente da experiência neurotípica. Alguns podem ser hipersensíveis a estímulos sensoriais, enquanto outros podem apresentar hipossensibilidade. Essa diversidade de respostas sensoriais impacta diretamente a vida cotidiana, desde a escolha de roupas até a frequência a eventos sociais.

Vamos imaginar a história de Clara, uma jovem autista que adora visitar museus. Para ela, a beleza das obras de arte é inegável, mas o ambiente pode se tornar um desafio. Os sons altos, as multidões e as luzes brilhantes frequentemente a sobrecarregam. Enquanto muitos podem desfrutar da experiência de forma despreocupada, Clara precisa de momentos de pausa. Ela frequentemente usa fones de ouvido para abafar os ruídos e busca áreas mais tranquilas onde possa respirar e se recompor. Essa necessidade de adaptação é uma realidade para muitos autistas, que precisam encontrar maneiras de lidar com um mundo que pode ser avassalador.

Por outro lado, há também aqueles que experimentam a hipossensibilidade. João, por exemplo, é um jovem que busca estímulos intensos para se sentir confortável. Ele gosta de ambientes barulhentos e movimentados, onde pode correr e pular. Para ele, a adrenalina é uma forma de se conectar com o mundo ao seu redor. Essa busca por estímulos pode levar a comportamentos que, à primeira vista, parecem estranhos, mas que, na verdade, são uma maneira de João se sentir vivo e presente.

Essas diferenças sensoriais afetam não apenas a vida pessoal, mas também as interações sociais. Imagine um evento familiar em que os sons de risadas e conversas se misturam. Para Clara, isso pode ser um convite ao estresse, enquanto João pode se sentir energizado. Essa diversidade de respostas mostra como é vital criar ambientes que acomodem as diferentes necessidades sensoriais. Um espaço com iluminação suave e áreas de descanso pode beneficiar tanto aqueles que precisam de calma quanto aqueles que buscam estímulos.

Estratégias de adaptação são essenciais para ajudar os autistas a navegar por situações desafiadoras. A inclusão de fones de ouvido, a escolha de roupas com texturas confortáveis e a criação de "zonas de calma" em ambientes públicos são algumas das práticas que podem fazer uma diferença significativa. Além disso, é importante que familiares e amigos estejam atentos às necessidades sensoriais, oferecendo apoio e compreensão. A comunicação aberta sobre o que funciona ou não é fundamental para que cada um se sinta à vontade e respeitado.

Ao refletirmos sobre a sensibilidade sensorial, somos lembrados da importância de um mundo inclusivo. Cada um de nós pode contribuir para essa inclusão, adaptando ambientes e promovendo a empatia. Pense em como você pode ser um aliado para aqueles que enfrentam desafios sensoriais. Pequenas mudanças, como reduzir o volume de música em um encontro ou oferecer um espaço tranquilo em uma festa, podem transformar a experiência de alguém que vive com autismo.

Neste capítulo, convidamos você a olhar além das dificuldades e a reconhecer a riqueza das experiências sensoriais dos autistas. Cada um traz uma perspectiva única que pode enriquecer nossas vidas e nossa compreensão do mundo. Ao promover a inclusão e a aceitação, estamos construindo um futuro onde todos possam prosperar, independentemente de suas particularidades.

Particularidades cognitivas e o processamento de informações são aspectos fundamentais na compreensão do autismo. Cada autista possui um estilo de aprendizagem único, que pode variar amplamente. Alguns podem demonstrar habilidades excepcionais em áreas específicas, como matemática, arte ou música, enquanto outros podem enfrentar desafios significativos em ambientes que exigem multitarefa ou atenção a estímulos diversos.

Vamos conhecer a história de Felipe, um jovem autista que sempre se destacou em sua escola por sua habilidade em resolver problemas matemáticos complexos. Desde pequeno, ele mostrava uma facilidade impressionante para lidar com números, compreendendo conceitos que muitos adultos achariam desafiadores. No entanto, ao mesmo tempo em que suas habilidades matemáticas brilhavam, Felipe enfrentava dificuldades em situações que exigiam a troca rápida de informações, como em uma sala de aula cheia de alunos conversando ao mesmo tempo. Para ele, o barulho e a agitação eram quase insuportáveis, dificultando sua capacidade de se concentrar e processar o que estava sendo ensinado.

Essas experiências não são incomuns. Muitos autistas têm um processamento de informações que pode ser diferente do que é esperado em ambientes convencionais. Enquanto alguns podem se destacar em tarefas que exigem foco e atenção a detalhes, outros podem se sentir sobrecarregados em situações caóticas, quando múltiplas informações estão sendo apresentadas simultaneamente. Essa diferença pode levar a mal-entendidos, especialmente em contextos educacionais ou profissionais, em que a capacidade de multitarefas é frequentemente valorizada.

Por outro lado, essa singularidade cognitiva pode ser uma fonte de força. Autistas como Felipe podem transformar suas dificuldades em conquistas notáveis. Muitas vezes, a paixão por um determinado assunto ou habilidade pode levar a um nível de especialização que é verdadeiramente inspirador. Felipe, por exemplo, decidiu participar de competições de matemática, nos quais podia focar em suas habilidades sem as distrações do dia a dia.

Essa decisão não apenas o ajudou a se destacar, mas também lhe trouxe um senso de pertencimento e realização.

É vital que educadores e empregadores reconheçam e valorizem essas particularidades cognitivas. Ao invés de tentar moldar todos ao mesmo padrão, devemos buscar entender e adaptar os ambientes de aprendizagem e trabalho para que cada indivíduo possa prosperar. Isso pode incluir a implementação de métodos de ensino diferenciados, que respeitem o ritmo e o estilo de aprendizagem de cada aluno. Para Felipe, isso significou receber apoio individualizado e a oportunidade de trabalhar em projetos que o interessavam, permitindo-lhe brilhar em sua área de paixão.

Além disso, a conscientização sobre as particularidades cognitivas dos autistas pode contribuir para um ambiente mais inclusivo. Ao promover uma cultura que valoriza a diversidade de habilidades, estamos não apenas ajudando os autistas a se sentirem mais aceitos, mas também enriquecendo a sociedade como um todo. Cada pessoa traz consigo uma perspectiva única que pode oferecer insights valiosos e soluções inovadoras.

Convido você a refletir sobre como pode ser um defensor das particularidades cognitivas no seu ambiente. Pense em maneiras de apoiar aqueles que têm estilos de aprendizagem diferentes, seja em casa, na escola ou no trabalho. Ao abraçar a diversidade, estamos construindo um futuro mais inclusivo, em que todos têm a chance de brilhar em suas próprias luzes. A jornada de cada autista é repleta de desafios e conquistas, e ao reconhecermos e valorizarmos essas experiências, estamos contribuindo para um mundo mais justo e humano.

Capítulo 4

O DIAGNÓSTICO DO AUTISMO

Compreender o diagnóstico do autismo é um passo crucial para aqueles que buscam entender melhor essa condição. É importante reconhecer que os sinais e sintomas do autismo podem se manifestar de maneiras variadas, afetando indivíduos em diferentes idades e contextos. Muitas vezes, o que pode ser visto como um comportamento peculiar em uma criança pode se tornar mais evidente em um adulto, à medida que as demandas sociais e emocionais se intensificam. O diagnóstico não deve ser encarado como um rótulo, mas sim como uma ferramenta que nos permite compreender a individualidade e as necessidades únicas de cada pessoa.

Vamos imaginar a história de Luísa, uma jovem que sempre teve dificuldades em se relacionar com seus colegas. Desde a infância, ela se sentia mais confortável em atividades solitárias, como a leitura e a pintura. Com o passar do tempo, Luísa começou a perceber que suas interações sociais eram diferentes das de seus amigos. Enquanto eles faziam amigos facilmente, ela lutava para entender as dinâmicas sociais que pareciam tão naturais para os outros. Após um período de reflexão e busca por respostas, Luísa decidiu procurar um profissional que pudesse ajudá-la a entender suas experiências. Essa decisão foi o primeiro passo em sua jornada de autodescoberta.

O diagnóstico do autismo pode ocorrer em várias fases da vida, e é essencial que familiares e profissionais estejam atentos aos sinais. Em crianças, os indícios podem incluir dificuldades na comunicação, comportamentos repetitivos e uma resistência a mudanças na rotina. Já em adultos, os desafios podem se manifestar em situações sociais complexas, como entrevistas de emprego ou encontros sociais. Reconhecer esses sinais precocemente pode fazer toda a diferença, permitindo que intervenções e apoios adequados sejam implementados.

É fundamental que o processo de diagnóstico seja realizado de maneira empática e acolhedora. Profissionais de saúde, educadores e familiares devem trabalhar juntos para criar um ambiente seguro onde a pessoa se sinta à vontade para compartilhar suas experiências. O diagnóstico não é um fim, mas um começo — um início que abre portas para compreensão, apoio e desenvolvimento. Ao encararmos o diagnóstico com uma perspectiva positiva, podemos ajudar a desmistificar o autismo e promover uma sociedade mais inclusiva e compreensiva.

Neste capítulo, convido você a refletir sobre a importância de reconhecer os sinais do autismo e a buscar apoio quando necessário. Pense em como você pode ser um aliado na jornada de alguém que enfrenta esses desafios. Ao nos tornarmos mais conscientes e informados, estamos contribuindo para um mundo onde todos têm a oportunidade de brilhar em suas singularidades.

O diagnóstico do autismo é um processo que deve ser abordado com sensibilidade e compreensão. A avaliação multidisciplinar é essencial para garantir que todas as facetas do indivíduo sejam consideradas. Essa abordagem envolve uma equipe de profissionais, incluindo pediatras, psicólogos, fonoaudiólogos e terapeutas ocupacionais, cada um contribuindo com sua especialidade para formar um quadro completo da pessoa.

Por exemplo, o pediatra pode observar o desenvolvimento físico e comportamental da criança, enquanto o psicólogo se concentra nas habilidades sociais e emocionais. O fonoaudiólogo, por sua vez, avalia a comunicação verbal e não verbal, e o terapeuta ocupacional analisa a capacidade de realizar atividades diárias. Essa colaboração é fundamental, pois o autismo se manifesta de maneiras diferentes em cada indivíduo, e um olhar holístico pode revelar aspectos que, isoladamente, poderiam passar despercebidos.

Vamos pensar na história de Miguel, um menino de 7 anos que sempre teve dificuldades em se integrar em atividades em grupo. Seus pais, preocupados com seu comportamento, decidiram buscar ajuda profissional. A equipe multidisciplinar que o avaliou se reuniu para discutir suas observações. O pediatra notou que Miguel tinha dificuldades motoras finas, o que afetava sua habilidade de escrever. O psicólogo percebeu que ele se sentia ansioso em situações sociais, enquanto o fonoaudiólogo identificou que sua comunicação era limitada. Juntos, eles traçaram um plano de intervenção que atendia às necessidades específicas de Miguel, proporcionando um caminho claro para seu desenvolvimento.

Além disso, é importante que o processo de diagnóstico seja realizado em um ambiente acolhedor e seguro. A família deve ser parte integrante desse processo, pois eles conhecem melhor a criança e podem fornecer informações valiosas sobre seu comportamento em casa e em outros contextos. A comunicação aberta entre a equipe de profissionais e a família é vital para garantir que todos estejam alinhados e que as expectativas sejam realistas.

A avaliação não deve ser vista como uma série de testes isolados, mas como uma jornada de descoberta. Cada passo do processo é uma oportunidade para entender melhor a individualidade da pessoa. O diagnóstico, portanto, não é um fim em si mesmo, mas uma porta que se abre para novas possibilidades de apoio e desenvolvimento.

Neste capítulo, convido você a refletir sobre a importância de uma avaliação multidisciplinar no diagnóstico do autismo. Pense em como essa abordagem integrada pode fazer a diferença na vida de um indivíduo e em como você pode ser um defensor dessa prática em sua comunidade. Ao promover uma compreensão mais profunda do autismo e um diagnóstico preciso, estamos contribuindo para um mundo onde cada pessoa é vista em sua totalidade, com suas singularidades e potencialidades.

Os critérios de diagnóstico do autismo são fundamentais para a identificação e compreensão dessa condição. O DSM-5 (Manual Diagnóstico e Estatístico de Transtornos Mentais) estabelece diretrizes que ajudam profissionais a reconhecer os sinais do Transtorno do Espectro Autista (TEA). Esses critérios são divididos em dois grupos principais: déficits persistentes na comunicação social e padrões restritos e repetitivos de comportamento.

No que diz respeito à comunicação social, é importante observar que as dificuldades podem variar amplamente. Algumas pessoas podem ter dificuldade em manter uma conversa, enquanto outras podem não compreender a linguagem não verbal, como expressões faciais ou gestos. Imagine a história de Laura, uma jovem que se esforça para entender quando seus amigos estão brincando ou falando sério. Para ela, captar a nuance de uma piada pode ser tão desafiador quanto entender conceitos matemáticos complexos. Essa dificuldade em decifrar interações sociais é um dos sinais que os profissionais observam durante o diagnóstico.

Os padrões de comportamento repetitivo também são um aspecto central do diagnóstico. Esses comportamentos podem incluir movimentos estereotipados, como balançar as mãos ou repetir frases específicas. Para muitos autistas, esses comportamentos não são apenas uma maneira de expressar ansiedade, mas também uma forma de encontrar conforto em um mundo que pode ser caótico e imprevisível. Vamos pensar em Hugo, que, em momentos de estresse, começa a girar um objeto em suas mãos. Para ele, esse ato traz uma sensação de controle e tranquilidade em meio à sobrecarga sensorial.

Além dos critérios do DSM-5, existem diversos testes e instrumentos que auxiliam na avaliação do autismo. Um exemplo é a Escala de Avaliação do Autismo de CARS, que analisa comportamentos e características específicas. Outra ferramenta comum é o ADOS (Autism

Diagnostic Observation Schedule), que envolve observações diretas do comportamento da pessoa em diferentes situações. Esses métodos ajudam a formar um diagnóstico confiável, mas é essencial que sejam aplicados por profissionais capacitados, que compreendam as nuances do autismo.

É importante enfatizar que o diagnóstico não se trata apenas de etiquetar uma pessoa, mas de abrir portas para compreensão e apoio. Quando um diagnóstico é feito, ele serve como um guia que pode direcionar intervenções e estratégias que atendam às necessidades individuais. Ao reconhecer os sinais do autismo e compreender os critérios envolvidos no diagnóstico, familiares e educadores podem se tornar aliados valiosos na jornada de uma pessoa autista.

Nesse contexto, convido você a pensar sobre como a compreensão dos critérios de diagnóstico pode impactar a vida de alguém. Como você pode se informar mais sobre o autismo e apoiar aqueles que enfrentam esses desafios? Ao nos tornarmos mais conscientes e informados, estamos contribuindo para um mundo onde cada pessoa é vista em sua totalidade e respeitada em suas singularidades. A empatia e a compreensão são as chaves que podem abrir portas para um futuro mais inclusivo e acolhedor.

A importância do diagnóstico precoce no autismo não pode ser subestimada. Quando identificados em suas fases iniciais, os sinais do autismo podem ser abordados de maneira mais eficaz, permitindo intervenções que promovam o desenvolvimento das habilidades sociais, emocionais e acadêmicas. Vamos explorar como essa identificação precoce pode transformar vidas.

Imagine a história de Sofia, uma menina de 4 anos que, desde muito nova, apresentava comportamentos que chamavam a atenção de seus pais. Ela não se interessava por brincadeiras interativas e frequentemente se isolava em seu próprio mundo. Ao perceberem essas características, os pais de Sofia decidiram buscar ajuda. Após uma avaliação cuidadosa, ela foi diagnosticada com autismo. Esse diagnóstico precoce permitiu que a família iniciasse um programa de intervenção que incluía terapia ocupacional e fonoaudiologia.

Com o suporte adequado, Sofia começou a desenvolver habilidades que antes pareciam distantes. Em questão de meses, ela aprendeu a se comunicar de forma mais efetiva e a participar de atividades em grupo. A intervenção precoce fez toda a diferença, não apenas no desenvolvimento de suas habilidades, mas também em sua autoestima e na forma como se relacionava com os outros. A história de Sofia é um exemplo claro de como o diagnóstico precoce pode abrir portas para oportunidades que mudam a vida.

Além disso, o diagnóstico precoce pode ajudar a aliviar a ansiedade e a incerteza que muitas famílias enfrentam. Quando os pais têm um entendimento claro sobre o que está acontecendo com seus filhos, eles podem buscar recursos, apoio e estratégias que os ajudem a lidar com os desafios do dia a dia. Isso não apenas beneficia a criança, mas também proporciona um ambiente familiar mais harmonioso e seguro.

É importante ressaltar que o diagnóstico precoce não se limita apenas à infância. Em adultos, a identificação tardia do autismo pode levar a uma série de dificuldades, desde problemas no ambiente de trabalho até desafios em relacionamentos pessoais. Vamos considerar a experiência de Carlos, um homem de 30 anos que, após anos de luta para entender suas dificuldades sociais, finalmente recebeu um diagnóstico. Para Carlos, essa confirmação não foi um rótulo, mas uma libertação. Ele pôde finalmente compreender suas experiências e buscar apoio que antes não sabia que precisava.

A história de Carlos ilustra como a falta de um diagnóstico claro pode levar a uma vida de frustração e solidão. Ao reconhecer a condição, ele pôde acessar recursos e se conectar com outras pessoas que compartilhavam experiências semelhantes. A inclusão em grupos de apoio e a terapia focada nas habilidades sociais transformaram sua vida, permitindo que ele desenvolvesse relacionamentos significativos e encontrasse um propósito.

Neste capítulo, convido você a refletir sobre a importância do diagnóstico precoce em sua própria vida ou na vida de alguém que você conhece. Pense em como a identificação e o suporte adequados podem fazer a diferença. Ao nos tornarmos mais conscientes dos sinais do autismo e da importância de buscar ajuda, podemos criar um mundo onde cada indivíduo, independentemente de suas particularidades, tenha a chance de prosperar. A empatia e a ação são fundamentais para construirmos um futuro mais inclusivo e acolhedor para todos.

Capítulo 5

O DIA A DIA DE UM AUTISTA

A estrutura do cotidiano é um elemento fundamental na vida de uma pessoa autista. Para muitos, a previsibilidade e a rotina não são apenas preferências, mas sim necessidades que proporcionam um senso de segurança e controle em um mundo que pode parecer caótico e imprevisível. A criação de uma estrutura diária, com horários definidos para atividades como alimentação, estudos e lazer, ajuda a minimizar a ansiedade, permitindo que o indivíduo navegue pelas demandas do dia a dia com mais tranquilidade.

Imagine a história de Ana, uma jovem autista que encontrou na organização de sua rotina uma maneira de enfrentar o mundo. Desde pequena, Ana sempre se sentiu sobrecarregada com as mudanças inesperadas. Para ajudá-la, seus pais decidiram implementar um cronograma visual em sua casa. Com cores vibrantes e imagens que representavam cada atividade, Ana passou a entender melhor o que esperar ao longo do dia. Isso não apenas a ajudou a se preparar mentalmente, mas também a reduziu a ansiedade que sentia em relação ao desconhecido.

As ferramentas visuais, como calendários e listas de tarefas, são especialmente benéficas. Elas oferecem uma forma tangível de visualizar o que está por vir. Por exemplo, a lista de tarefas diárias de Ana incluía atividades simples, como escovar os dentes, fazer o lanche e estudar. Cada vez que completava uma tarefa, ela marcava com um sorriso, o que não só reforçava seu senso de realização, mas também a motivava a continuar. Esse pequeno ato de riscar uma tarefa da lista se tornava um momento de celebração, um reconhecimento de suas conquistas.

Além disso, a rotina não se limita apenas às atividades diárias, mas também se estende a momentos de lazer. Ana, por exemplo, dedicava um tempo específico para suas atividades favoritas, como desenhar e ler. Essa previsibilidade em seus hobbies a ajudava a relaxar e a recarregar as energias, tornando-se um espaço seguro onde ela podia se expressar livremente. O tempo de lazer, assim, se tornava um refúgio em meio às demandas do cotidiano.

É importante ressaltar que cada pessoa autista é única, e o que funciona para uma pode não funcionar para outra. Portanto, é essencial que familiares e cuidadores estejam atentos às preferências e necessidades individuais. A flexibilidade dentro da estrutura é igualmente vital. Por exemplo, se Ana se sentisse cansada ou sobrecarregada, seus pais aprenderam a ajustar a rotina, permitindo que ela tivesse momentos de descanso sem se sentir culpada.

Nesse contexto, convido você a refletir sobre a importância da estrutura na vida de um autista. Como você pode contribuir para criar um ambiente mais previsível e acolhedor para alguém que enfrenta esses desafios? Ao nos tornarmos mais conscientes das necessidades de quem está ao nosso redor, podemos ajudar a construir um cotidiano mais harmonioso e inclusivo, onde cada pessoa se sinta valorizada e compreendida. A empatia e a ação são essenciais para transformar a vida de um autista, permitindo que eles floresçam em sua singularidade.

Os desafios que um autista enfrenta em ambientes sociais são uma parte significativa de sua experiência diária. Para muitos, situações como festas, reuniões familiares ou até mesmo uma simples ida ao supermercado podem se tornar verdadeiros testes de resistência. A sobrecarga sensorial — que pode incluir sons altos, luzes brilhantes e a presença de muitas pessoas — é um fator estressante que frequentemente desencadeia ansiedade.

Vamos conhecer a história de Felipe, um adolescente autista que se vê em uma situação comum: uma festa de aniversário de um amigo. Ao entrar no ambiente, ele é imediatamente envolvido por risadas, música alta e conversas em um tom elevado. Para Felipe, cada um desses elementos é como uma onda de informação que o atinge, tornando difícil para ele se concentrar e interagir. Enquanto seus amigos parecem fluir naturalmente nas conversas, ele se sente como um peixe fora d'água, lutando para entender o que está acontecendo ao seu redor.

A experiência de Felipe ilustra como a sobrecarga sensorial pode afetar a capacidade de um autista de se envolver socialmente. Para lidar com esses momentos desafiadores, Felipe desenvolveu algumas estratégias. Antes de ir à festa, ele conversa com sua mãe sobre o que esperar e faz um plano para momentos em que a ansiedade se torna intensa. Um dos métodos que ele utiliza é encontrar um espaço mais tranquilo onde possa se recompor. Essa pausa permite que ele respire fundo e retome o controle sobre suas emoções.

Outro aspecto importante é o apoio que Felipe recebe de seus amigos. Aqueles que compreendem suas necessidades fazem questão de incluí-lo nas atividades, mas também respeitam seus limites. Quando Felipe se sente sobrecarregado, um amigo próximo se aproxima e sugere que eles saiam para tomar um ar fresco. Esse tipo de compreensão e empatia faz toda a diferença, permitindo que Felipe participe da festa sem se sentir pressionado a se comportar de uma maneira que não é natural para ele.

Em ambientes como supermercados, a situação pode ser ainda mais complexa. As luzes fluorescentes, os sons dos caixas registradores e o movimento constante de pessoas podem ser avassaladores. A história de Clara, uma jovem autista que frequentemente acompanha sua mãe às compras, exemplifica essa realidade. Para Clara, a ida ao supermercado é uma mistura de ansiedade e estresse. Para tornar essa experiência mais suportável, sua mãe decidiu criar uma lista de compras visual, com imagens dos itens que precisam ser adquiridos. Isso não só ajuda Clara a se sentir mais preparada, mas também a manter o foco na tarefa, evitando que a sobrecarga sensorial a impeça de concluir a atividade.

É fundamental que amigos e familiares estejam cientes desses desafios. A compreensão e o apoio são essenciais para que um autista possa navegar em ambientes sociais com mais confiança. Conversas abertas sobre como se sente em diferentes situações podem ajudar a criar um espaço seguro, onde o indivíduo se sinta à vontade para expressar suas necessidades e limitações.

Nesse contexto, convido você a refletir sobre como pode ser um aliado para aqueles que enfrentam esses desafios em ambientes sociais. Como você pode oferecer apoio? Que estratégias podem ser implementadas para tornar essas experiências mais agradáveis? Ao nos tornarmos mais conscientes das necessidades de quem está ao nosso redor, podemos ajudar a construir um mundo mais acolhedor e inclusivo, onde cada pessoa, independentemente de suas particularidades, tenha a oportunidade de se conectar e interagir sem medo. A empatia e a ação são fundamentais para transformar a vida de um autista, permitindo que eles floresçam em sua singularidade.

Momentos de conexão e interação são essenciais na vida de um autista, revelando que, apesar dos desafios, essas experiências podem ser profundamente significativas e enriquecedoras. Vamos explorar a história de Júlia, uma jovem autista que encontrou na música uma ponte poderosa para relacionamentos e interações sociais.

Desde pequena, Júlia sempre se destacou por seu talento musical. O som do piano a cativava de uma forma que poucas coisas conseguiam. Quando começou a tocar, não apenas se expressava artisticamente, mas também atraía a atenção de seus colegas. Em uma escola onde a comunicação verbal era desafiadora para ela, a música se tornou uma linguagem universal. Durante uma apresentação, enquanto tocava uma de suas composições originais, Júlia percebeu que seus colegas não apenas a escutavam, mas também estavam se conectando com suas emoções. Essa conexão, embora silenciosa, foi um momento transformador para ela.

Ao longo do tempo, Júlia começou a formar laços com outros alunos que compartilhavam o mesmo interesse. Esses momentos de interação, muitas vezes iniciados por meio da música, foram fundamentais para a construção de amizades. Em vez de se sentirem intimidadas pelas dificuldades de comunicação, as crianças ao seu redor começaram a explorar a música como um meio de se conectar. Elas se reuniam após as aulas para tocar juntos, criando um ambiente onde todos se sentiam à vontade para se expressar, independentemente de suas dificuldades.

Essas interações não se limitavam apenas à música. Júlia também começou a participar de grupos de arte, onde poderia explorar outras formas de expressão. Nesses espaços, ela encontrou colegas que a compreendiam e que, assim como ela, buscavam maneiras de se conectar. As conversas sobre arte e música se tornaram uma forma de comunicação fluida e natural, onde as palavras não eram sempre necessárias. O que importava era a partilha de experiências e a construção de um entendimento mútuo.

É importante ressaltar que essas conexões não surgiram sem esforço. A família de Júlia sempre incentivou a busca por atividades que a envolvessem e a expusessem a novas experiências. Eles a apoiaram em cada passo, ajudando-a a se sentir segura em ambientes sociais. Essa rede de apoio foi fundamental para que Júlia pudesse explorar suas paixões e, ao mesmo tempo, desenvolver suas habilidades sociais.

Outro exemplo é a história de Tiago, um jovem autista que encontrou na tecnologia uma maneira de se conectar com seus colegas. Ele desenvolveu um interesse por programação e, ao compartilhar seus conhecimentos com os amigos, criou um espaço de colaboração. Durante um projeto escolar, Tiago convidou seus colegas para trabalharem juntos na criação de um aplicativo. Essa experiência não apenas fortaleceu suas habilidades de trabalho em equipe, mas também permitiu que ele se sentisse valorizado e respeitado por suas contribuições.

Esses relatos nos mostram que, mesmo em meio a dificuldades, os momentos de conexão e interação são possíveis e podem ser extremamente gratificantes. A chave está em encontrar interesses compartilhados e espaços onde a comunicação flua de maneira natural. A empatia e a compreensão são fundamentais para que essas interações se desenvolvam, e o apoio de amigos e familiares é essencial para promover um ambiente acolhedor.

Nesse contexto, convido você a refletir sobre a importância de valorizar esses momentos de conexão. Como você pode ajudar a construir pontes entre pessoas autistas e suas comunidades? Ao promover interesses e atividades que incentivem a interação, estamos contribuindo para um mundo onde cada indivíduo, independentemente de suas particularidades, pode se sentir parte de algo maior. A empatia e o apoio são fundamentais para transformar a vida de um autista, permitindo que eles floresçam em sua singularidade e se conectem de maneira significativa com os outros.

O autocuidado e as habilidades da vida diária são aspectos fundamentais no cotidiano de uma pessoa autista. Embora essas atividades possam parecer simples para muitos, para alguns autistas, elas representam desafios significativos que exigem paciência, prática e apoio. Vamos explorar como o desenvolvimento dessas habilidades pode ser não apenas uma questão de funcionalidade, mas também uma fonte de autoconfiança e realização.

Pense na história de Lucas, um jovem autista de 16 anos que sempre teve dificuldades com tarefas cotidianas, como cozinhar e cuidar de sua higiene pessoal. Desde pequeno, Lucas sentia-se sobrecarregado com as instruções que pareciam simples para os outros. Sua mãe, percebendo essa luta, decidiu implementar um sistema de ensino que tornasse cada atividade mais acessível e prazerosa.

Juntos, eles criaram um passo a passo visual para cada tarefa, usando imagens e palavras simples que Lucas poderia seguir.

Por exemplo, ao ensinar Lucas a preparar um lanche, sua mãe desenhou um quadro com imagens de cada ingrediente e utensílio necessário. A cada passo, Lucas se sentia mais confiante. Ao completar sua primeira receita — um sanduíche —, ele não apenas se alimentou, mas também experimentou a alegria de realizar algo por conta própria. Esse pequeno sucesso se transformou em um impulso para que ele tentasse outras receitas, e logo Lucas estava organizando um lanche para seus amigos, uma conquista que ele nunca imaginou ser possível.

Além da cozinha, o autocuidado é um componente essencial na vida de um autista. A higiene pessoal, que inclui escovar os dentes, tomar banho e se vestir, pode ser uma fonte de ansiedade. Vamos conhecer a história de Mariana, uma jovem que sempre se sentiu insegura em relação a essas atividades. Para ajudar Mariana a desenvolver uma rotina de autocuidado, sua terapeuta introduziu um cronograma visual que incluía ilustrações de cada passo do processo.

Com o tempo, Mariana começou a se familiarizar com as sequências. A cada dia, ela marcava as atividades concluídas com um adesivo colorido, o que se tornou um momento de celebração. Essa prática não apenas ajudou Mariana a se cuidar melhor, mas também a aumentar sua autoestima. Ao olhar para o quadro repleto de adesivos, ela se sentia realizada e motivada a continuar.

Outro aspecto importante é a organização do espaço pessoal. Para muitos autistas, um ambiente desorganizado pode ser uma fonte de estresse. A história de Pedro, um adolescente que lutava contra a desordem em seu quarto, ilustra bem isso. Após perceber que a bagunça estava afetando sua capacidade de se concentrar nos estudos e em suas atividades diárias, seus pais decidiram ajudá-lo a estruturar seu espaço. Juntos, eles criaram um sistema de organização que incluía caixas etiquetadas e um lugar específico para cada item.

Com o tempo, Pedro aprendeu a manter seu quarto arrumado. Essa conquista não só melhorou sua capacidade de se concentrar, mas também deu a ele um senso de controle sobre seu ambiente. Agora, ele se sente mais à vontade para convidar amigos para sua casa, algo que antes o deixava ansioso.

Essas histórias mostram que o desenvolvimento de habilidades da vida diária e de autocuidado pode ser uma jornada transformadora. Ao criar um ambiente seguro e acolhedor, onde o aprendizado é gradual e respeitoso, familiares e cuidadores podem ajudar autistas a conquistar a autonomia e a confiança que tanto desejam. Cada pequena vitória é um passo em direção a uma vida mais independente e gratificante.

Nesse contexto, convido você a refletir sobre como pode apoiar alguém em sua jornada de autocuidado e desenvolvimento de habilidades. Pense em como pequenas mudanças no ambiente e na abordagem podem fazer uma grande diferença. Ao promover a autonomia e a autoconfiança, estamos contribuindo para um mundo onde cada indivíduo, independentemente de suas particularidades, possa se sentir valorizado e capaz de enfrentar os desafios do dia a dia. A empatia e o apoio são cruciais para transformar a vida de um autista, permitindo que eles floresçam em sua singularidade.

Capítulo 6

AUTISMO E A ESCOLA

A experiência escolar de um autista é um reflexo de um mundo repleto de possibilidades, mas também de desafios. Ao adentrar uma escola, muitos autistas se deparam com um espaço que, por um lado, oferece oportunidades de aprendizado e socialização, mas, por outro, pode ser um terreno repleto de sobrecargas sensoriais e interações complexas. A rotina escolar, que para muitos é uma sequência previsível de atividades, pode se tornar um labirinto de estímulos que, se não forem bem geridos, podem desencadear ansiedade e desconforto.

Imagine um ambiente escolar onde os corredores estão repletos de vozes, risadas e o som vibrante de atividades. Para um aluno autista, cada um desses sons pode ser amplificado, tornando-se um desafio. A luz fluorescente que ilumina as salas de aula, frequentemente tão comum e inofensiva para a maioria, pode ser uma fonte de desconforto intenso. É nesse contexto que a importância de um ambiente acolhedor e adaptado às necessidades sensoriais dos alunos autistas se torna evidente. Um espaço que prioriza a calma, com áreas de descanso e recursos visuais que ajudam a orientar os alunos, é fundamental para que eles possam se sentir seguros e confortáveis.

Os desafios enfrentados por alunos autistas na escola vão além da sobrecarga sensorial. A comunicação, uma habilidade que pode ser difícil para muitos, torna-se ainda mais complexa em um ambiente onde a interação social é constante. Relatos de alunos como Felipe, que se sente perdido em meio a conversas rápidas e dinâmicas, revelam a luta diária para compreender e participar das interações. Muitas vezes, a dificuldade em expressar pensamentos e sentimentos pode levar ao isolamento, fazendo com que esses alunos se sintam invisíveis em um mar de colegas.

É essencial, portanto, que educadores e colegas estejam cientes desses desafios. A empatia e a compreensão são fundamentais para criar um ambiente escolar inclusivo. Quando professores e alunos se esforçam para entender as necessidades de um colega autista, eles não apenas ajudam na adaptação, mas também enriquecem a experiência de todos. Um simples gesto, como falar mais devagar ou usar recursos visuais para explicar conceitos, pode fazer uma diferença significativa na vida de um aluno que luta para se encaixar.

Além disso, a interação com o espaço físico da escola deve ser considerada. Criar áreas de descanso, onde os alunos possam se retirar quando se sentirem sobrecarregados, é uma estratégia eficaz. Esses espaços podem ser equipados com materiais que promovem a calma, como fones de ouvido com cancelamento de ruído, almofadas e livros. A possibilidade de se afastar temporariamente do ambiente agitado pode ser um recurso valioso para que os alunos autistas recuperem a compostura e voltem a participar das atividades escolares com mais tranquilidade.

Nesse contexto, convido você a refletir sobre como a escola pode se tornar um espaço mais acolhedor e adaptado para alunos autistas. Que ações podem ser implementadas para garantir que cada aluno se sinta valorizado e respeitado? Ao promover um ambiente inclusivo, não apenas os alunos autistas se beneficiam, mas toda a comunidade escolar se enriquece. Cada passo em direção à compreensão e à empatia é um avanço na construção de um mundo onde todos têm a oportunidade de brilhar em sua singularidade.

As metodologias inclusivas são fundamentais para garantir que alunos autistas tenham uma experiência escolar enriquecedora e produtiva. É crucial que as práticas pedagógicas sejam adaptadas para atender às necessidades individuais de cada estudante, promovendo um ambiente que favoreça a aprendizagem e a socialização. A inclusão não se resume apenas a estar presente na sala de aula, mas envolve a criação de um espaço onde todos os alunos se sintam valorizados e respeitados.

Uma estratégia eficaz é o uso de recursos visuais. Alunos autistas frequentemente respondem bem a materiais que apresentam informações de forma clara e acessível. Por exemplo, em vez de explicar verbalmente as regras de uma atividade, o professor pode criar um cartaz ilustrativo que mostre os passos a serem seguidos. Esse tipo de recurso não apenas facilita a compreensão, mas também permite que o aluno acompanhe o progresso da atividade de maneira mais autônoma. O uso de quadros brancos, gráficos e imagens ajuda a tornar o aprendizado mais dinâmico e interativo.

Além disso, atividades práticas são extremamente benéficas. Elas permitem que os alunos aprendam de forma experiencial, o que pode ser particularmente eficaz para aqueles que têm dificuldades com a aprendizagem teórica. Imagine uma aula de ciências em que os alunos possam realizar experimentos em grupo. Para um aluno autista, essa abordagem não apenas torna o conteúdo mais interessante, mas também promove a interação social de forma natural, já que o foco está na atividade e não na conversa em si. Essa prática pode diminuir a ansiedade e facilitar a inclusão.

Outro aspecto importante é a flexibilidade curricular. Um currículo adaptado que considere as diferentes formas de aprendizado é essencial. Isso pode incluir a personalização de tarefas e avaliações, permitindo que os alunos demonstrem seu conhecimento de maneiras que se alinhem às suas habilidades e interesses. Por exemplo, um aluno que tem facilidade com a tecnologia pode ser incentivado a apresentar um projeto em formato digital, enquanto outro pode preferir uma apresentação oral. Essa flexibilidade não só valoriza a individualidade de cada aluno, mas também promove uma autoestima saudável.

A formação de professores é um pilar essencial para a implementação dessas metodologias. Educadores bem preparados, que compreendem as nuances do autismo e as melhores práticas inclusivas, são capazes de criar um ambiente de aprendizado mais eficaz. Workshops e treinamentos que abordem estratégias de ensino, manejo de comportamentos e comunicação inclusiva podem transformar a prática pedagógica. Quando os professores se sentem confiantes em suas habilidades para atender a alunos autistas, isso se reflete positivamente na experiência escolar de todos.

Por exemplo, um professor que participa de um treinamento sobre autismo pode aprender a identificar sinais de sobrecarga sensorial em seus alunos e, assim, implementar estratégias para minimizá-la. Isso pode incluir a criação de um espaço calmo na sala de aula, onde os alunos possam se retirar temporariamente quando necessário. Essa atenção às necessidades sensoriais não apenas beneficia alunos autistas, mas também cria um ambiente mais tranquilo e acolhedor para todos os estudantes.

Convido você a refletir sobre como essas metodologias inclusivas podem ser aplicadas em sua própria prática educacional ou em ambientes de apoio. Que ações você pode tomar para garantir que cada aluno, independentemente de suas particularidades, tenha a oportunidade de aprender e se desenvolver em um ambiente acolhedor? Ao nos comprometermos com a inclusão, estamos contribuindo para um futuro mais justo e empático, onde todos têm a chance de brilhar em sua singularidade.

Relações interpessoais na escola são um aspecto vital da experiência de um aluno autista. A construção de amizades e a interação social não são apenas desejáveis, mas essenciais para o desenvolvimento emocional e social desses jovens. No entanto, muitos enfrentam desafios significativos que podem dificultar essas conexões. Vamos explorar como esses relacionamentos se formam, as dificuldades que surgem e a importância do apoio entre os colegas.

Considere a história de Lucas, um garoto autista que sempre teve um amor profundo por jogos de tabuleiro. Desde pequeno, ele passava horas jogando com sua família, mergulhando em mundos de estratégia e aventura. Quando ele entrou na escola, Lucas viu uma oportunidade de compartilhar essa paixão com seus colegas. No entanto, ele logo percebeu que a dinâmica da sala de aula era diferente. Enquanto seus colegas se reuniam em grupos animados, Lucas frequentemente se sentia à margem, lutando para encontrar um lugar na conversa.

Foi em um intervalo que tudo mudou. Um grupo de alunos estava jogando um novo jogo de tabuleiro que Lucas conhecia muito bem. Com um misto de ansiedade e esperança, ele se aproximou e perguntou se poderia participar. Para sua surpresa, os colegas o acolheram de braços abertos. Eles estavam ansiosos para aprender com ele e, a partir desse momento, Lucas começou a se integrar ao grupo. Esse simples gesto de inclusão foi um divisor de águas. Por meio do jogo, ele não apenas fez amigos, mas também se sentiu valorizado e respeitado.

As interações sociais, no entanto, nem sempre são fáceis. Muitos alunos autistas, como Ana, enfrentam dificuldades em compreender as nuances da comunicação não verbal. Expressões faciais, gestos e o tom de voz podem ser confusos. Em uma aula de educação física, por exemplo, Ana ficou perdida quando seus colegas começaram a fazer brincadeiras e piadas durante uma atividade em grupo. O riso e a camaradagem a deixaram ansiosa, fazendo-a se retrair. Foi somente quando uma colega se aproximou e a convidou para participar de uma atividade mais tranquila que Ana começou a se sentir à vontade novamente. Esse tipo de intervenção é crucial; os colegas podem ser verdadeiros aliados, ajudando a construir um ambiente onde todos se sintam incluídos.

O papel dos pares na inclusão de alunos autistas é inestimável. Quando os colegas demonstram empatia e compreensão, isso não apenas facilita a integração, mas também promove um ambiente escolar mais harmonioso. Um exemplo inspirador é a história de Thiago, que se tornou um defensor dos direitos dos alunos autistas em sua escola. Ao perceber que um novo aluno autista estava tendo dificuldades para fazer amigos, Thiago decidiu se aproximar. Ele não só se tornou amigo do garoto, mas também organizou um grupo de estudos em que todos poderiam participar, independentemente de suas habilidades sociais. Essa iniciativa não apenas ajudou o novo aluno a se sentir aceito, mas também ensinou aos outros alunos a importância da inclusão e do respeito às diferenças.

Essas histórias destacam que, embora os desafios existam, as conquistas também são possíveis. A empatia e a disposição para ajudar podem transformar a experiência escolar de um aluno autista, criando um espaço onde todos possam prosperar. Quando colegas se tornam aliados, não apenas os alunos autistas se beneficiam, mas toda a comunidade escolar se torna mais rica e diversificada.

Convido você a refletir sobre como pode ser um agente de mudança em sua escola. Como você pode apoiar seus colegas autistas e promover um ambiente mais inclusivo? Pense em pequenas ações que podem fazer uma grande diferença, como convidar um colega para se juntar a um grupo ou ser um amigo que escuta. Ao praticar a empatia e a compreensão, estamos não apenas transformando a vida de um único aluno, mas contribuindo para um mundo mais acolhedor e respeitoso para todos.

Conquistas e desafios são parte integrante da jornada escolar de um aluno autista. Cada pequeno passo em direção à superação pode se transformar em uma grande vitória, não apenas para o estudante, mas para toda a comunidade escolar. Vamos explorar algumas histórias inspiradoras que ilustram como esses desafios podem ser enfrentados e, muitas vezes, transformados em conquistas significativas.

Considere a trajetória de Beatriz, uma jovem autista que sempre teve dificuldades em se expressar verbalmente. Durante seus primeiros anos na escola, ela se sentia invisível, muitas vezes sentada sozinha, observando seus colegas interagirem. Contudo, tudo mudou quando a professora de artes decidiu implementar um projeto que envolvia a criação de um mural colaborativo. Beatriz, que sempre teve um talento especial para a pintura, viu nessa atividade uma oportunidade de se expressar. Com a ajuda de sua professora, ela começou a trabalhar no mural, utilizando cores vibrantes e formas que representavam suas emoções.

À medida que o mural tomava forma, Beatriz começou a se abrir para seus colegas. Eles a convidavam a participar das discussões sobre o projeto, e, para sua surpresa, ela começou a se sentir parte do grupo. O mural se tornou não apenas uma obra de arte, mas um símbolo da inclusão e da amizade. Ao final do projeto, Beatriz não só conquistou a admiração de seus colegas, mas também um novo círculo de amizades que a apoiavam e a encorajavam.

Outro exemplo é a história de Rafael, um adolescente autista que sempre teve um interesse profundo por tecnologia. Desde pequeno, ele passava horas desmontando e montando computadores, explorando o mundo da programação. No entanto, durante suas aulas de informática, Rafael frequentemente se sentia frustrado, pois as explicações eram rápidas e ele tinha dificuldade em acompanhar. Percebendo essa dificuldade, seu professor decidiu implementar um sistema de tutoria em que alunos mais velhos ajudariam os mais novos.

Rafael foi designado a um tutor que não apenas o ajudou nas aulas, mas também o incentivou a criar seu próprio projeto de programação. Com o apoio de seu tutor e a oportunidade de trabalhar em algo que realmente amava, Rafael começou a brilhar. O projeto que ele desenvolveu não só impressionou seus professores, mas também ganhou um prêmio em uma feira de ciências local. Essa conquista não apenas elevou sua autoestima, mas também lhe proporcionou uma nova visão sobre suas habilidades e potencial.

Essas histórias de Beatriz e Rafael mostram que, apesar dos desafios, a superação é possível e pode ser alcançada com o apoio adequado e oportunidades significativas. A escola desempenha um papel crucial nesse processo, não apenas como um espaço de aprendizado acadêmico, mas como um ambiente onde as relações humanas se desenvolvem e onde cada aluno pode florescer em sua singularidade.

É fundamental refletir sobre o papel da escola na formação e desenvolvimento de alunos autistas. Um ambiente inclusivo não beneficia apenas os estudantes autistas, mas toda a comunidade escolar. A diversidade de experiências e habilidades enriquece o aprendizado coletivo, promovendo empatia, respeito e compreensão. Ao abraçar a inclusão, estamos construindo um futuro onde todos têm a oportunidade de brilhar, independentemente de suas particularidades.

Nesse sentido, convido você a pensar sobre como pode contribuir para essa transformação em sua própria escola ou comunidade. Quais ações você pode implementar para garantir que cada aluno, independentemente de suas dificuldades, tenha a chance de se expressar, se conectar e crescer? Ao promover a inclusão e a empatia, estamos não apenas mudando vidas, mas também criando um mundo mais justo e acolhedor para todos.

Capítulo 7

INTERAÇÕES SOCIAIS E RELACIONAMENTOS

A complexidade das interações sociais para autistas

As interações sociais podem ser um verdadeiro labirinto para muitos autistas. Imagine-se em uma festa cheia de pessoas, onde risadas e conversas se misturam em um turbilhão de sons. Para alguém que vive com autismo, cada risada pode soar como um eco ensurdecedor, e cada conversa pode parecer uma língua estrangeira, repleta de nuances que são difíceis de decifrar. A dificuldade em interpretar sinais sociais, como expressões faciais e linguagem corporal, muitas vezes gera confusão e ansiedade, transformando momentos que deveriam ser de alegria em experiências de estresse.

Relatos de autistas revelam a luta interna que enfrentam em situações sociais. Ana, por exemplo, sempre se sentiu deslocada em festas de aniversário. Enquanto seus colegas se divertiam, ela se via presa em um ciclo de insegurança. As expressões de alegria ao seu redor eram um mistério; as risadas pareciam um código que ela não conseguia decifrar. Em uma dessas festas, ela decidiu observar as interações, tentando entender as dinâmicas que se desenrolavam. No entanto, quanto mais ela tentava, mais confusa se sentia. Essa sensação de estar à margem é comum entre muitos autistas, que desejam se conectar, mas lutam para encontrar as palavras ou os gestos certos.

Por outro lado, Lucas, um jovem autista, encontrou uma maneira de lidar com essas situações. Ele desenvolveu uma estratégia: sempre que se sentia sobrecarregado, procurava um canto mais tranquilo para respirar e se recompor. Essa pausa se tornou um ritual para ele, permitindo que voltasse à festa com um pouco mais de calma. A partir de sua experiência, Lucas aprendeu que é possível buscar o equilíbrio entre a necessidade de interação e a necessidade de espaço. Essa reflexão é essencial para todos nós. Como podemos ser mais compreensivos com aqueles que enfrentam esses desafios? A resposta está na empatia. Compreender que as expectativas sociais podem ser diferentes para autistas é um passo fundamental para promover um ambiente mais acolhedor.

As interações sociais não se limitam a festas ou encontros informais; elas permeiam o cotidiano escolar e familiar. Em sala de aula, por exemplo, muitos alunos autistas sentem-se pressionados a participar de discussões em grupo, mesmo que isso os deixe ansiosos. A pressão para se encaixar em dinâmicas sociais pode ser avassaladora. É nesse contexto que a empatia e a compreensão dos colegas e educadores se tornam cruciais. Quando um professor, por exemplo, oferece a opção de participar de atividades em pequenos grupos ou de forma individual, isso pode aliviar a pressão e permitir que o aluno autista se sinta mais confortável.

A reflexão sobre essas experiências é um convite para todos nós. Como podemos ser aliados na construção de um ambiente social mais inclusivo? Que tal começar a observar as interações ao nosso redor? Ao fazer isso, podemos aprender a reconhecer os sinais que muitas vezes passam despercebidos e, assim, oferecer apoio e compreensão a quem precisa. A jornada de cada autista é única, e ao abraçarmos essa diversidade, criamos um espaço onde todos podem se sentir valorizados e respeitados.

Construir amizades e relações positivas é um aspecto fundamental na vida de um autista. Essas conexões não apenas oferecem apoio emocional, mas também proporcionam um senso de pertencimento que é vital para o desenvolvimento social e emocional. Para muitos autistas, as amizades representam ilhas de segurança em um mar de desafios sociais.

A importância das amizades se torna evidente quando consideramos a experiência de Tiago, um jovem autista que encontrou na música uma paixão que o conectou a outros. Ao se inscrever em um grupo de coral na escola, Tiago não apenas aprimorou suas habilidades vocais, mas também formou laços significativos com seus colegas. A música, que muitas vezes é uma linguagem universal, serviu como um catalisador para interações significativas. Durante os ensaios, ele começou a perceber que, embora as conversas pudessem ser desafiadoras, compartilhar uma paixão comum tornou tudo mais fácil. Essa experiência não só o ajudou a fazer amigos, mas também elevou sua autoestima, fazendo-o sentir-se parte de algo maior.

Histórias como a de Tiago são inspiradoras e mostram que as amizades podem surgir em contextos inesperados. É essencial que autistas e seus colegas estejam abertos a explorar diferentes ambientes e atividades que possam facilitar essas conexões. Participar de clubes, grupos de interesse ou atividades extracurriculares pode abrir portas para novas amizades. A chave é encontrar um espaço onde as interações possam fluir naturalmente, sem a pressão de se encaixar em moldes sociais rígidos.

Para aqueles que buscam cultivar amizades, algumas estratégias práticas podem ser extremamente úteis. Uma delas é iniciar conversas sobre interesses em comum. Por exemplo, se um autista tem uma paixão por quadrinhos, ele pode começar uma conversa com um colega que também goste do tema. Perguntar sobre o personagem favorito ou discutir a última edição pode ser um excelente ponto de partida. Além disso, usar atividades em grupo como ponte para a socialização pode ser extremamente eficaz. Jogos, projetos em grupo ou até mesmo atividades de voluntariado podem proporcionar um ambiente onde a interação ocorre de maneira mais orgânica.

Outra estratégia valiosa é a prática da escuta ativa. Para muitos autistas, compreender o que os outros estão dizendo pode ser um desafio. No entanto, demonstrar interesse genuíno nas conversas, fazendo perguntas e respondendo de forma reflexiva, pode ajudar a construir laços mais profundos. Esse tipo de interação não só mostra que você se importa, mas também cria um espaço seguro para que os outros compartilhem suas experiências e sentimentos.

É também importante lembrar que a rejeição pode ser uma parte dolorosa da jornada social. Nem todas as tentativas de amizade resultarão em conexões significativas, e isso é normal. O apoio de familiares e educadores pode ser crucial nesse momento, ajudando os autistas a entender que a construção de relacionamentos leva tempo e que cada passo, mesmo os que parecem pequenos, é um avanço.

Convido você a refletir sobre como pode apoiar seus colegas autistas na formação de amizades. Que ações você pode tomar para ser um facilitador de conexões? Ao promover um ambiente onde todos se sintam aceitos e respeitados, estamos contribuindo para um mundo mais inclusivo. Cada pequeno gesto de empatia e compreensão pode fazer uma grande diferença na vida de alguém que busca se conectar.

Encorajador, onde o autista se sente motivado a continuar se esforçando e se desenvolvendo. O apoio emocional que a família oferece é um fator determinante na autoestima e no bem-estar do autista.

Por outro lado, a dinâmica familiar também pode apresentar desafios. Conflitos e mal-entendidos são comuns em qualquer família, mas podem ser exacerbados quando um membro da família é autista. É fundamental que todos os membros da família estejam cientes das necessidades do autista e se esforcem para criar um ambiente onde ele se sinta seguro para expressar suas emoções. Por exemplo, se um irmão mais velho não entende por que o autista pode se sentir sobrecarregado em uma situação social, é importante que os pais intervenham, explicando a situação e promovendo empatia entre os irmãos. Essa compreensão não apenas ajuda a evitar conflitos, mas também ensina habilidades valiosas de empatia e respeito.

A presença de cuidadores também é essencial. Cuidadores que oferecem suporte emocional e prático podem desempenhar um papel vital na vida de um autista. Eles ajudam a criar rotinas, estabelecem limites e oferecem um espaço seguro para que o autista possa se expressar. O apoio que um cuidador proporciona pode influenciar diretamente a autoestima e o desenvolvimento social do autista. Quando um cuidador demonstra paciência e compreensão, isso não apenas fortalece o vínculo, mas também promove um ambiente onde o autista se sente valorizado e respeitado.

Convido você a refletir sobre o papel que a família e os cuidadores desempenham na vida de um autista. Como você pode ser um agente de apoio e compreensão? Pense em maneiras de criar um ambiente acolhedor, onde cada membro da família se sinta amado e respeitado. Ao cultivar a empatia e o respeito nas relações familiares, estamos contribuindo para um futuro mais saudável e harmonioso, onde todos, independentemente de suas particularidades, possam florescer.

Relações familiares desempenham um papel crucial na vida de um autista. O ambiente em que um autista cresce pode moldar suas experiências e influenciar significativamente seu desenvolvimento emocional e social. A dinâmica familiar, quando compreensiva e acolhedora, pode ser um pilar de apoio fundamental, oferecendo segurança e amor em um mundo que muitas vezes pode parecer confuso e desafiador.

Vamos imaginar a história de Mariana, uma jovem autista que sempre teve dificuldades em se comunicar. Desde cedo, seus pais perceberam que ela se sentia mais confortável em ambientes tranquilos, longe do barulho e da agitação. Ao invés de forçá-la a participar de encontros sociais que a deixavam ansiosa, eles decidiram criar um espaço seguro em casa, onde ela pudesse se expressar à sua maneira. Com o tempo, Mariana começou a desenvolver suas habilidades de comunicação por meio de jogos interativos que a família introduziu, como contar histórias com fantoches. Esse tipo de interação não apenas fortaleceu os laços familiares, mas também ajudou Mariana a se sentir mais confiante ao se comunicar com os outros.

Histórias como a de Mariana mostram como a compreensão das necessidades do autista dentro do núcleo familiar pode criar um ambiente de amor e respeito. A comunicação efetiva entre os membros da família é vital. Pais que se esforçam para entender as particularidades de seus filhos autistas, utilizando uma linguagem clara e direta, podem evitar mal-entendidos e promover um diálogo aberto. Por exemplo, quando um pai explica a Mariana que ela pode usar um cartão com imagens para expressar o que deseja, ele não só a ajuda a se comunicar, mas também a valida em suas tentativas de interação.

Além disso, é importante que as famílias reconheçam e celebrem as conquistas, por menores que sejam. Cada vitória, seja aprender uma nova habilidade ou fazer um novo amigo, deve ser comemorada. Essas celebrações criam um ambiente positivo e encor

Superar barreiras nas relações sociais é um desafio constante para muitos autistas. As interações fora do ambiente familiar e escolar muitas vezes são marcadas por preconceitos e estigmas sociais, que podem dificultar a formação de relacionamentos significativos. Imagine um jovem autista, como Daniel, que ao tentar participar de uma atividade comunitária, se depara com olhares curiosos e comentários maldosos. Essa experiência pode ser desmotivadora, levando-o a se afastar de oportunidades que poderiam enriquecer sua vida social.

É essencial reconhecer que o preconceito muitas vezes surge da falta de compreensão. Muitas pessoas não têm conhecimento sobre o autismo e, por isso, podem interpretar comportamentos autistas de maneira errada. Por exemplo, a dificuldade de Daniel em manter contato visual ou sua maneira peculiar de se expressar podem ser mal interpretadas como desinteresse ou falta de educação. É nesse ponto que a educação e a conscientização se tornam ferramentas poderosas para promover a inclusão. Quando a comunidade se esforça para entender as particularidades do autismo, as barreiras começam a se dissipar.

Iniciativas que promovem a inclusão são fundamentais para transformar essa realidade. Programas que integram autistas em atividades comunitárias, esportivas e culturais têm mostrado resultados positivos. Um exemplo inspirador é o projeto "Juntos na Inclusão", que reúne jovens autistas e não autistas em atividades de lazer e aprendizado. Durante as oficinas de arte, os participantes não apenas desenvolvem habilidades criativas, mas também aprendem a se comunicar e a respeitar as diferenças. Essas experiências ajudam a construir laços de amizade e compreensão, mostrando que a inclusão é possível e benéfica para todos.

Convido você a refletir sobre como pode se tornar um agente de mudança em sua comunidade. Que ações você pode implementar para promover a inclusão e a empatia nas interações sociais? Pequenos gestos, como convidar um colega autista para participar de uma atividade ou simplesmente se esforçar para entendê-lo, podem fazer uma grande diferença. Ao praticar a inclusão, não apenas ajudamos os autistas a se sentirem aceitos, mas também enriquecemos nossas próprias vidas com experiências e aprendizados valiosos.

A inclusão social é um compromisso coletivo. Quando todos se unem para criar um ambiente acolhedor, as interações se tornam mais significativas e as barreiras começam a cair. Cada um de nós tem o poder de transformar a vida de um autista, promovendo um mundo onde todos possam brilhar em sua singularidade.

Capítulo 8

AUTONOMIA E HABILIDADES DA VIDA DIÁRIA

A Importância da Autonomia para Autistas

A autonomia é uma das conquistas mais significativas na vida de qualquer pessoa, e para os autistas, esse conceito ganha uma dimensão ainda mais profunda. Não se trata apenas da capacidade de realizar tarefas cotidianas de forma independente, mas da sensação de controle e empoderamento sobre a própria vida. Quando um autista conquista a autonomia, não está apenas aprendendo a se cuidar; está se permitindo experimentar a vida com mais confiança e dignidade.

Imagine a história de Rafael, um jovem autista que sempre dependia de sua mãe para as tarefas diárias. Com o tempo, ele começou a expressar o desejo de fazer as coisas por conta própria. A mãe, percebendo essa vontade, decidiu iniciar um processo gradual de ensino. Começaram com pequenas tarefas, como preparar um lanche ou organizar seu quarto. Com cada pequena conquista, Rafael sentia-se mais capaz. Sua autoestima começou a florescer, e a sensação de realização se tornou um combustível para novas aprendizagens.

Relatos como o de Rafael são comuns entre autistas que, ao desenvolverem habilidades práticas, também experimentam uma transformação interna. A promoção da autonomia não apenas melhora a capacidade de realizar atividades diárias, mas também impacta positivamente a autoconfiança. Quando um autista aprende a gerenciar sua higiene pessoal, a preparar suas refeições ou a organizar seu espaço, ele não está apenas cumprindo tarefas; ele está construindo uma narrativa de sucesso e independência.

Além disso, a autonomia se reflete na capacidade de tomar decisões. Muitas vezes, autistas podem se sentir sobrecarregados pelas escolhas que precisam fazer, desde o que vestir até que tipo de atividade participar. Ao aprender a tomar decisões, mesmo que simples, como escolher entre duas opções de lanche, eles se sentem mais no controle de suas vidas. Essa prática pode ser gradual, começando com escolhas limitadas e, com o tempo, expandindo para decisões mais complexas.

A importância da autonomia também se estende ao ambiente escolar e social. Quando um autista é incentivado a participar ativamente de sua educação, a sensação de pertencimento e de ser ouvido se fortalece. Por exemplo, ao permitir que um aluno autista escolha o tema de um projeto ou a forma como deseja apresentá-lo, os educadores não apenas promovem a autonomia, mas também validam suas opiniões e interesses.

É fundamental que as famílias, educadores e a comunidade em geral reconheçam o valor da autonomia na vida dos autistas. Cada passo dado em direção à independência é um triunfo, e cada conquista deve ser celebrada. A construção de um ambiente que favoreça a autonomia é um convite à reflexão: como podemos, juntos, criar espaços onde os autistas se sintam empoderados a explorar suas capacidades e a viver de maneira mais plena?

Convido você a se juntar a essa jornada de descoberta e crescimento. Ao promover a autonomia, não estamos apenas ajudando os autistas a se tornarem mais independentes; estamos contribuindo para a construção de uma sociedade mais inclusiva e respeitosa, onde cada indivíduo, independentemente de suas particularidades, possa brilhar em sua singularidade.

Habilidades práticas para o dia a dia

Desenvolver habilidades práticas é fundamental para que autistas possam navegar com mais facilidade em suas rotinas diárias. Essas habilidades não apenas promovem a independência, mas também ajudam a construir a autoconfiança necessária para enfrentar os desafios do cotidiano. Vamos explorar algumas dessas habilidades essenciais e como elas podem ser ensinadas de maneira acessível e eficaz.

Cozinhar é uma das habilidades mais valiosas que um autista pode aprender. Imagine a satisfação de preparar uma refeição simples, como um sanduíche ou uma salada. Para muitos, isso pode parecer uma tarefa trivial, mas para um autista, cozinhar pode ser uma forma de expressão e realização. Começar com receitas fáceis, que exigem poucos ingredientes e passos, pode ser um ótimo ponto de partida. Utilizar recursos visuais, como cartões com imagens dos ingredientes e etapas do preparo, pode facilitar a compreensão e tornar o processo mais divertido. O apoio de um familiar ou educador durante o aprendizado pode transformar essa atividade em um momento de conexão e aprendizado.

A higiene pessoal é outra área crucial. Ensinar um autista a cuidar de si mesmo — como escovar os dentes, tomar banho e vestir-se — é essencial para sua autoestima e bem-estar. Criar uma rotina visual, com ilustrações que mostrem cada passo, pode ajudar a tornar essas atividades mais claras e menos assustadoras. Por exemplo, um quadro com imagens que representam cada etapa da escovação dos dentes pode ser um recurso útil. Além disso, é importante celebrar cada pequena conquista, reforçando a ideia de que cada passo dado em direção à autonomia é uma vitória.

Gerenciar finanças, embora pareça uma tarefa complexa, pode ser ensinado de maneira gradual. Começar com atividades simples, como contar moedas ou fazer compras em um mercado, pode ajudar a desenvolver essa habilidade. Criar listas de compras visuais e simples, com imagens dos produtos, pode facilitar o processo de compra e tornar a experiência mais prazerosa. Com o tempo, o autista pode aprender a fazer um orçamento básico, entender o valor do dinheiro e até mesmo economizar para algo que deseje. Essa habilidade não só promove a autonomia, mas também ensina a importância da responsabilidade financeira.

Organizar o espaço pessoal é outra habilidade que pode ser extremamente benéfica. Um ambiente organizado pode reduzir a ansiedade e facilitar a realização de tarefas diárias. Ensinar um autista a arrumar seu quarto ou organizar seus materiais escolares pode ser feito de maneira lúdica. Por exemplo, usar caixas coloridas para armazenar diferentes tipos de objetos pode tornar a organização mais divertida. Além disso, a criação de um cronograma visual que indique quando e como arrumar o espaço pode ajudar a estabelecer uma rotina.

É importante ressaltar que cada autista tem seu próprio ritmo de aprendizagem. Portanto, a paciência e a adaptação às necessidades individuais são fundamentais. O uso de reforços positivos, como elogios e recompensas, pode aumentar a motivação e o engajamento durante o processo de aprendizado. Cada pequeno progresso deve ser celebrado, pois isso fortalece a confiança do autista em suas capacidades.

Criar um ambiente estruturado é essencial para facilitar a aprendizagem dessas habilidades. Utilizar recursos visuais, como calendários e listas de tarefas, pode ajudar a estabelecer uma rotina clara e previsível. Isso não apenas proporciona segurança, mas também permite que o autista se familiarize com as expectativas diárias. Além disso, a consistência nas práticas de ensino é vital. Repetir atividades e rotinas ajuda a solidificar o aprendizado e a tornar as tarefas mais naturais ao longo do tempo.

Convido você a refletir sobre como pode apoiar um autista na aquisição dessas habilidades práticas. Que recursos ou estratégias você pode implementar para tornar o aprendizado mais eficaz e prazeroso? Ao promover a autonomia e as habilidades da vida diária, estamos contribuindo para um futuro mais brilhante e independente para os autistas, permitindo que eles se sintam empoderados e confiantes em sua jornada.

Estratégias para incentivar a independência

Incentivar a independência em autistas é um processo que requer paciência, empatia e um planejamento cuidadoso. Cada indivíduo possui seu próprio ritmo de aprendizado, e é fundamental respeitar esse tempo, celebrando cada pequena conquista ao longo do caminho. Uma abordagem eficaz é o ensino gradual, onde as habilidades são introduzidas de forma progressiva, permitindo que o autista se familiarize com cada nova tarefa antes de avançar para a próxima.

Uma das estratégias mais poderosas é a "ensino por modelagem". Essa técnica envolve a demonstração da tarefa por um educador ou familiar antes que o autista a execute. Por exemplo, se o objetivo é ensinar a preparar um lanche, o responsável pode mostrar passo a passo como fazer um sanduíche. Essa demonstração visual ajuda a criar um modelo claro a ser seguido, tornando a tarefa menos intimidante e mais acessível. Após a demonstração, o autista pode tentar realizar a tarefa, enquanto o educador oferece apoio e orientação.

Além disso, a utilização de reforços positivos é crucial para motivar a prática e a repetição das atividades. Cada vez que o autista completa uma tarefa com sucesso, um elogio sincero ou uma pequena recompensa pode fazer maravilhas para aumentar a confiança e o desejo de continuar aprendendo. Por exemplo, se um jovem autista consegue organizar seu espaço pessoal, um reconhecimento positivo pode incentivá-lo a manter essa prática no futuro. Esse ciclo de aprendizado, que valoriza cada conquista, é essencial para construir uma base sólida de autoconfiança.

Criar um ambiente estruturado também é fundamental. Utilizar recursos visuais, como calendários e listas de tarefas, pode ajudar a estabelecer uma rotina clara e previsível. Isso não apenas proporciona segurança, mas também permite que o autista se familiarize com as expectativas diárias. Ter um cronograma visual que indique as atividades do dia pode ajudar a reduzir a ansiedade e a promover um senso de controle sobre a própria vida.

É importante lembrar que a comunicação aberta é uma parte vital desse processo. Conversar com o autista sobre suas preferências e limites pode ajudar a moldar a abordagem de ensino. Perguntar como ele se sente em relação a determinadas tarefas e o que gostaria de aprender pode proporcionar insights valiosos e aumentar o engajamento. Essa troca não só fortalece o vínculo entre educador e aluno, mas também ajuda a construir um ambiente de aprendizado mais respeitoso e colaborativo.

Outra estratégia eficaz é a prática da generalização de habilidades. Isso significa que, uma vez que uma habilidade é aprendida em um contexto específico, é importante praticá-la em diferentes ambientes e situações. Por exemplo, se um autista aprendeu a fazer compras em um mercado familiar, levá-lo a um novo local pode ajudá-lo a aplicar essa habilidade em um contexto diferente, aumentando sua confiança e adaptabilidade.

Por fim, é essencial que todos os envolvidos na vida do autista estejam alinhados e trabalhem juntos. A colaboração entre familiares, educadores e terapeutas pode criar uma rede de apoio sólida, que promove um aprendizado mais eficaz e coeso. Cada membro dessa rede pode contribuir com diferentes perspectivas e recursos, enriquecendo o processo de ensino.

Convido você a refletir sobre como pode implementar essas estratégias na vida de um autista. Que ações concretas você pode tomar para incentivar a independência e promover um ambiente de aprendizado positivo? Ao adotar uma abordagem compassiva e estruturada, estamos não apenas ajudando autistas a se tornarem mais independentes, mas também contribuindo para a construção de uma sociedade mais inclusiva e respeitosa, onde cada indivíduo possa florescer em sua singularidade.

O papel do apoio familiar e da comunidade

O apoio familiar e da comunidade é um dos pilares fundamentais na promoção da autonomia e das habilidades da vida diária para autistas. Quando uma rede de suporte se estabelece, não apenas os autistas se sentem mais seguros, mas também são incentivados a explorar suas capacidades e a se tornarem mais independentes. Vamos explorar como esse apoio pode se manifestar e quais iniciativas podem ser implementadas para fortalecer essa rede.

A família desempenha um papel essencial na vida de um autista. O ambiente familiar deve ser um espaço acolhedor, onde o autista se sinta livre para expressar suas emoções e desafios. Por exemplo, os pais podem criar um diálogo aberto sobre as dificuldades que seu filho enfrenta, permitindo que ele compartilhe suas experiências sem medo de julgamentos. Essa comunicação não apenas fortalece os laços familiares, mas também ajuda a construir a autoconfiança do autista, mostrando que ele é compreendido e apoiado em sua jornada.

Iniciativas comunitárias também são vitais. Projetos que oferecem treinamentos e workshops voltados para a autonomia de autistas têm se mostrado eficazes. Um exemplo é o programa «Habilidades para a Vida», que oferece aulas práticas sobre culinária, gerenciamento de finanças e cuidados pessoais. Essas atividades não apenas ensinam habilidades essenciais, mas também promovem a interação social entre os participantes, criando um ambiente de aprendizado colaborativo. Ao participar dessas iniciativas, os autistas têm a oportunidade de se conectar com outros, ampliando seu círculo social e fortalecendo sua rede de apoio.

Além disso, a inclusão de autistas em atividades comunitárias, como esportes e grupos de arte, pode ser transformadora. Imagine um grupo de jovens autistas se reunindo para praticar esportes. Por meio do trabalho em equipe e da colaboração, eles não apenas desenvolvem habilidades físicas, mas também aprendem a se comunicar e a apoiar uns aos outros. Essas experiências são fundamentais para a construção de amizades e para o fortalecimento da autoestima.

É importante que a comunidade também se envolva na conscientização sobre o autismo. A educação da população em geral sobre as particularidades do autismo pode reduzir estigmas e preconceitos. Campanhas de sensibilização, palestras e eventos comunitários que promovam a inclusão são ferramentas poderosas para criar um ambiente mais acolhedor. Quando a comunidade se une em torno da aceitação e do respeito, todos se beneficiam, criando um espaço onde as diferenças são celebradas.

A reflexão sobre o papel da família e da comunidade é um convite à ação. Como você pode se envolver para apoiar autistas em sua jornada? Que iniciativas podem ser implementadas em sua comunidade para promover a inclusão e o respeito? Cada pequeno gesto de empatia e compreensão pode ter um impacto significativo na vida de um autista, contribuindo para um mundo onde todos se sintam valorizados e respeitados.

Ao final, a promoção da autonomia e das habilidades da vida diária não é apenas uma responsabilidade individual, mas um compromisso coletivo. Quando famílias, comunidades e instituições trabalham juntas, criamos um ambiente mais acolhedor e respeitoso, onde cada autista pode brilhar em sua singularidade. A jornada rumo à independência é mais fácil e gratificante quando somos apoiados por aqueles que nos cercam.

Capítulo 9

AUTISMO NA ADOLESCÊNCIA

A Transição da Infância para a Adolescência

A transição da infância para a adolescência é um período repleto de mudanças significativas para todos os jovens, mas para os adolescentes autistas, essa fase pode ser ainda mais desafiadora e complexa. Durante essa transição, não apenas o corpo e a mente passam por transformações, mas também a maneira como esses jovens percebem a si mesmos e o mundo ao seu redor. O desejo de pertencimento e a busca por uma identidade própria tornam-se questões centrais, e é nesse contexto que muitos adolescentes autistas enfrentam novos desafios emocionais e sociais.

Imagine a história de Ana, uma adolescente autista que, ao entrar na puberdade, começou a sentir uma mistura de ansiedade e excitação. Ela sempre foi uma menina tranquila, mas agora, com as mudanças hormonais e as pressões sociais, sentia-se confusa sobre quem realmente era. Ana começou a se questionar sobre sua imagem, suas amizades e seu lugar no mundo. Essa busca por identidade é uma experiência comum entre os adolescentes, mas para aqueles no espectro autista, pode ser ainda mais intensa, pois muitas vezes eles já enfrentam desafios na comunicação e na interação social.

Os sentimentos de insegurança e a necessidade de aceitação se tornam mais evidentes. Adolescentes autistas podem se sentir isolados, lutando para se conectar com seus colegas. Relatos de jovens como Lucas, que se sentia excluído em atividades sociais, revelam a importância de um ambiente acolhedor. Ele compartilha que, ao ser convidado para um grupo de estudos, sentiu-se finalmente aceito. Esse tipo de experiência é crucial, pois a inclusão social pode ajudar a construir a autoconfiança e a autoestima, essenciais durante essa fase de desenvolvimento.

A busca por pertencimento é um tema recorrente nas conversas com adolescentes autistas. Eles frequentemente desejam se encaixar, mas podem não saber como. Por exemplo, Maria, que adora arte, encontrou um grupo de jovens que compartilham seu interesse. Essa conexão a ajudou a se sentir parte de algo maior, proporcionando um espaço onde podia expressar sua criatividade sem medo de julgamento. A descoberta de grupos ou atividades que ressoam com seus interesses pode ser um caminho poderoso para fortalecer laços sociais e criar um senso de comunidade.

Além disso, é fundamental reconhecer as novas necessidades emocionais que surgem nesse período. A adolescência é marcada por um aumento da intensidade emocional, e muitos adolescentes autistas podem ter dificuldades em processar e expressar esses sentimentos. A história de Tiago, que se sentia sobrecarregado por emoções e não sabia como lidar com isso, ilustra a importância de um suporte emocional adequado. Conversas abertas com familiares e educadores, que promovam um espaço seguro para expressar emoções, são essenciais. Isso não apenas ajuda a aliviar a pressão emocional, mas também ensina habilidades de comunicação emocional que serão valiosas ao longo da vida.

A transição para a adolescência também traz um novo conjunto de desafios em termos de expectativas sociais. Os adolescentes autistas podem se sentir pressionados a se conformar a normas que não compreendem completamente. A história de Júlia, que se sentia perdida em meio às dinâmicas sociais de suas colegas, destaca a importância de educar tanto os jovens autistas quanto seus amigos sobre as diferenças e as particularidades do autismo. Promover a empatia e a compreensão nas interações sociais é crucial para criar um ambiente onde todos possam se sentir respeitados e aceitos.

Nesse contexto, o papel dos familiares e educadores é vital. Eles podem ajudar a guiar os adolescentes autistas na navegação por essas novas experiências, oferecendo conselhos práticos e apoio emocional. A comunicação aberta e o reconhecimento das individualidades de cada jovem são fundamentais para ajudá-los a se sentirem seguros e valorizados. Ao criar um espaço onde eles possam explorar suas identidades e expressar suas emoções, estamos contribuindo para um desenvolvimento saudável e positivo.

Assim, ao refletirmos sobre a transição da infância para a adolescência, é essencial lembrar que cada jovem autista é único e possui suas próprias experiências e desafios. Ao oferecer apoio, compreensão e um ambiente acolhedor, podemos ajudá-los a trilhar esse caminho de autodescoberta com mais confiança e segurança. Que possamos, juntos, construir um futuro em que cada adolescente autista possa florescer em sua singularidade, sentindo-se amado e aceito em sua jornada.

Desafios e oportunidades na adolescência

A adolescência é uma fase marcada por transformações intensas e, para os jovens autistas, esses desafios podem se tornar ainda mais complexos. A pressão social, as expectativas e a busca por identidade se entrelaçam, criando um cenário onde cada passo pode parecer um teste de resistência. Vamos explorar esses desafios e, ao mesmo tempo, destacar as oportunidades que surgem nesse período crucial.

Um dos principais desafios que os adolescentes autistas enfrentam é a pressão social. A necessidade de se encaixar em grupos pode ser esmagadora. Imagine o Lucas, que sempre teve dificuldade em entender as dinâmicas sociais. Ao ver seus colegas se divertindo em festas e eventos sociais, ele sentia um misto de desejo de pertencimento e medo de ser rejeitado. Essa pressão pode levar a sentimentos de inadequação e isolamento. O apoio de familiares e educadores é vital nesse momento. Conversas abertas sobre as dificuldades sociais e a validação de suas emoções ajudam a construir uma base sólida de autoconfiança.

A autoimagem é outra questão que frequentemente surge nessa fase. Os adolescentes, em geral, são muito sensíveis às opiniões dos outros, e essa vulnerabilidade é amplificada em jovens autistas. A história de Ana, que começou a se comparar com as influências das redes sociais, ilustra bem essa luta. Ela se sentia insegura sobre sua aparência e habilidades sociais, o que a levou a se retrair ainda mais. Aqui, a educação sobre a diversidade e a promoção da aceitação são essenciais. É fundamental que os jovens entendam que cada um tem sua própria beleza e singularidade.

Além dos desafios, a adolescência também traz oportunidades valiosas. É um momento propício para a descoberta de interesses e talentos. Muitos adolescentes autistas começam a explorar hobbies e atividades que realmente os apaixonam, seja na arte, na música ou em esportes. O envolvimento em atividades que despertam seu interesse não apenas proporciona um escape saudável, mas também ajuda a construir conexões sociais. Por exemplo, a história de Maria, que se juntou a um grupo de teatro, ilustra como a arte pode ser um veículo poderoso para a expressão e a socialização. Ao se conectar com outros jovens que compartilham sua paixão, ela encontrou um espaço onde se sentia aceita e valorizada.

O papel da família e da escola nesse contexto é inestimável. Criar um ambiente onde os adolescentes se sintam seguros para explorar suas identidades e interesses é crucial. Os pais podem incentivar a participação em atividades extracurriculares e ajudar a estabelecer conexões sociais. Da mesma forma, os educadores devem promover uma cultura de inclusão e respeito, onde cada aluno, independentemente de suas particularidades, se sinta parte do grupo.

Além disso, é importante que os adolescentes autistas sejam incentivados a desenvolver habilidades de enfrentamento. Ensinar técnicas de relaxamento e estratégias para lidar com a ansiedade social pode ser extremamente benéfico. Por exemplo, práticas como a meditação ou a respiração profunda podem ajudar a acalmar a mente antes de situações sociais desafiadoras.

Nesse cenário de desafios e oportunidades, é essencial que os adolescentes autistas sejam lembrados de que não estão sozinhos. O apoio contínuo da família, de amigos e educadores pode fazer toda a diferença. Ao promover um ambiente acolhedor e estimulante, estamos não apenas ajudando esses jovens a enfrentar os desafios da adolescência, mas também a florescer em sua singularidade. Que possamos, juntos, criar um espaço onde cada adolescente autista possa se sentir empoderado a explorar suas capacidades e a viver plenamente.

O papel do suporte familiar e da comunidade

Durante a adolescência, a presença de uma rede de apoio sólida torna-se ainda mais crucial para os jovens autistas. O suporte familiar e escolar não apenas ajuda esses adolescentes a enfrentar os desafios dessa fase, mas também proporciona um ambiente seguro onde podem explorar suas identidades e emoções. Vamos refletir sobre como essa rede de apoio pode ser estruturada e quais práticas podem ser adotadas para fortalecer os laços familiares e facilitar a adaptação do jovem autista aos novos desafios.

A família é o primeiro espaço onde o adolescente autista busca aceitação e compreensão. Criar um ambiente acolhedor é fundamental. Isso significa promover uma comunicação aberta, onde o jovem se sinta à vontade para expressar suas emoções e preocupações. Por exemplo, os pais podem instituir um "momento de conversa" semanal, em que todos compartilham suas experiências e sentimentos. Essa prática não apenas fortalece os laços familiares, mas também ajuda o adolescente a se sentir ouvido e valorizado.

Além disso, é essencial que os familiares se eduquem sobre o autismo e suas particularidades. Quanto mais informações eles tiverem, mais empáticos e compreensivos poderão ser. Participar de workshops, ler livros e buscar grupos de apoio pode proporcionar insights valiosos sobre como lidar com as dificuldades que surgem durante a adolescência. Essa preparação permite que os pais e irmãos se tornem aliados na jornada do jovem autista, ajudando-o a enfrentar os desafios com mais segurança.

A escola, por sua vez, desempenha um papel igualmente vital. Um ambiente escolar inclusivo e respeitoso pode fazer toda a diferença na vida de um adolescente autista. Educadores que entendem as particularidades do autismo são essenciais para criar um espaço onde todos os alunos se sintam bem-vindos. Promover atividades que incentivem a interação social, como projetos em grupo ou clubes de interesse, pode ajudar a construir laços entre os alunos. A história de Pedro, que encontrou um grupo de robótica na escola, é um exemplo inspirador. Ele não apenas aprendeu sobre tecnologia, mas também fez amigos que compartilham sua paixão, o que lhe deu um senso de pertencimento.

Outra prática importante é a implementação de estratégias de ensino que respeitem as individualidades dos alunos autistas. Isso pode incluir o uso de recursos visuais, adaptações curriculares e a criação de um ambiente estruturado que favoreça a aprendizagem. Os educadores podem trabalhar em conjunto com os pais para entender as necessidades específicas de cada aluno, garantindo que todos tenham a oportunidade de se desenvolver plenamente.

O apoio emocional também é fundamental. Muitas vezes, os adolescentes autistas enfrentam dificuldades em expressar suas emoções e podem se sentir sobrecarregados. A presença de um profissional de saúde mental na escola pode ser um recurso valioso.

Ter um psicólogo ou terapeuta disponível para conversas pode ajudar os jovens a processar suas emoções e desenvolver habilidades de enfrentamento. O relato de Sofia, que encontrou conforto em sessões de terapia na escola, mostra a importância desse suporte. Ela aprendeu a lidar melhor com sua ansiedade e a se sentir mais confiante em situações sociais.

Além disso, a comunidade desempenha um papel crucial na inclusão dos adolescentes autistas. Iniciativas comunitárias que promovem a aceitação e a diversidade são essenciais para criar um ambiente acolhedor. Campanhas de sensibilização, eventos culturais e atividades esportivas inclusivas podem ajudar a desconstruir preconceitos e a promover a empatia. O envolvimento em atividades comunitárias não apenas proporciona oportunidades de socialização, mas também permite que os jovens autistas se sintam parte de algo maior.

Por fim, é importante que todos os envolvidos na vida do adolescente autista estejam alinhados em suas abordagens. A colaboração entre familiares, educadores e profissionais de saúde cria uma rede de suporte coesa que pode fazer uma diferença significativa. Cada membro dessa rede pode contribuir com perspectivas únicas e recursos valiosos, criando um ambiente onde o jovem se sinta seguro para explorar sua identidade e desenvolver suas habilidades.

Ao refletirmos sobre o papel do suporte familiar e escolar, somos convidados a agir. Como você pode se envolver para apoiar adolescentes autistas em sua jornada? Que iniciativas podem ser implementadas em sua comunidade para promover a inclusão e o respeito? A soma de pequenos gestos de empatia e compreensão pode ter um impacto profundo na vida de um jovem autista, contribuindo para um mundo onde todos se sintam valorizados e respeitados.

Ao final, o apoio contínuo da família e da comunidade não é apenas uma responsabilidade individual, mas um compromisso coletivo. Quando todos trabalham juntos, criamos um ambiente mais acolhedor e respeitoso, onde cada adolescente autista pode florescer em sua singularidade. A jornada rumo à autodescoberta e à aceitação é mais gratificante quando somos cercados por aqueles que nos apoiam e valorizam.

Preparação para a vida adulta

A adolescência é um período de transição que se estende para além da juventude, preparando os jovens autistas para a vida adulta. Essa fase é repleta de oportunidades para desenvolver habilidades práticas e de vida que serão essenciais à medida que eles se tornam mais independentes. É crucial que essa preparação comece cedo e seja abordada de maneira estruturada, respeitando o ritmo individual de cada jovem.

Um dos pilares dessa preparação é o desenvolvimento de habilidades práticas. Imagine a história de Felipe, um adolescente autista que, ao se aproximar do final do ensino médio, começou a aprender sobre gestão do tempo e organização. Com o apoio de sua família, ele criou um cronograma semanal que incluía não apenas suas atividades escolares, mas também momentos para estudar, praticar esportes e relaxar. Essa prática não apenas o ajudou a se manter no caminho certo, mas também o ensinou a priorizar suas tarefas e a se sentir mais no controle de sua rotina. A gestão do tempo é uma habilidade vital que, quando ensinada de forma prática e visual, pode ser assimilada com mais facilidade.

Outro aspecto importante é a tomada de decisões. Durante a adolescência, os jovens enfrentam uma série de escolhas que impactarão seu futuro, desde a escolha de cursos até decisões sobre amizades e atividades extracurriculares. Para ajudar nesse processo, os educadores e familiares podem criar cenários onde o adolescente possa praticar a tomada de decisões. Por exemplo, simular situações como escolher entre diferentes opções de lazer ou discutir as consequências de determinadas escolhas pode ser uma forma eficaz de prepará-los para a vida adulta. Ao se sentirem mais seguros em suas decisões, os adolescentes autistas podem desenvolver um senso de responsabilidade e autoconfiança.

As habilidades sociais também desempenham um papel crucial na preparação para a vida adulta. Durante a adolescência, muitos jovens autistas começam a perceber a importância das interações sociais em suas vidas. No entanto, eles podem enfrentar dificuldades em compreender normas sociais e dinâmicas de grupo. É aqui que a prática se torna essencial. Participar de grupos de interesse, como clubes ou equipes esportivas, pode proporcionar um espaço seguro para que eles pratiquem e aprimorem suas habilidades sociais. A história de Clara, que se juntou a um grupo de voluntariado, ilustra como essas experiências podem ser enriquecedoras. Ela não apenas fez novos amigos, mas também aprendeu a trabalhar em equipe e a se comunicar de forma mais eficaz.

Além disso, é fundamental que os jovens autistas aprendam sobre o mundo do trabalho. Isso pode incluir a exploração de diferentes carreiras, a realização de estágios ou a participação em programas de orientação profissional. O envolvimento em experiências práticas pode ajudar a construir uma compreensão mais clara das expectativas do ambiente de trabalho. Imagine João, que, após participar de um estágio em uma loja, não apenas desenvolveu habilidades de atendimento ao cliente, mas também se sentiu mais confiante sobre suas capacidades. Essa experiência não apenas o preparou para o futuro, mas também lhe deu uma visão do que ele gostaria de fazer após a escola.

A criação de um plano de transição é uma estratégia valiosa que pode guiar o jovem autista em sua jornada para a vida adulta. Esse plano deve ser construído em conjunto com o adolescente, garantindo que suas opiniões e desejos sejam respeitados. O envolvimento ativo do jovem na elaboração do plano não apenas promove um senso de propriedade sobre seu futuro, mas também assegura que suas metas e aspirações sejam levadas em consideração. Por exemplo, se um jovem expressa interesse em seguir uma carreira na arte, o plano pode incluir cursos de arte, visitas a galerias ou a participação em workshops. Essa abordagem personalizada ajuda a moldar um futuro que ressoe com suas paixões e interesses.

O suporte contínuo da família e da comunidade é essencial durante esse processo de preparação. Famílias que se envolvem ativamente na educação e no desenvolvimento de habilidades de seus filhos proporcionam um ambiente seguro e encorajador. Além disso, a colaboração com profissionais, como terapeutas ocupacionais e orientadores vocacionais, pode enriquecer ainda mais essa jornada. A união de esforços entre família, escola e comunidade cria uma rede de apoio sólida, fundamental para o sucesso do jovem autista.

Ao refletirmos sobre a preparação para a vida adulta, somos convidados a agir. Como você pode se envolver para apoiar um jovem autista em sua jornada? Que recursos ou estratégias podem ser implementados para garantir que eles se sintam preparados e confiantes para enfrentar os desafios do futuro? Cada passo dado em direção à independência é um triunfo, e ao promover um ambiente que favoreça o crescimento e a inclusão, estamos contribuindo para um futuro mais brilhante e empoderado para os jovens autistas. Que possamos, juntos, criar um espaço onde cada um deles possa florescer em sua singularidade, pronto para abraçar o mundo que os espera.

Capítulo 10

AUTISMO E A VIDA ADULTA

A transição para a vida adulta

A transição do adolescente autista para a vida adulta é um momento repleto de oportunidades e desafios. É uma fase que não deve ser vista apenas como um rito de passagem, mas como uma verdadeira jornada de autodescoberta e crescimento. Aqui, vamos explorar a importância de um planejamento estruturado e individualizado, que respeite as particularidades de cada jovem. Ao olharmos para essa fase, é essencial que compreendamos como as expectativas sociais se transformam e como os jovens autistas podem se preparar para enfrentar essas novas realidades.

Imagine a história de Rafael, um jovem autista que, ao concluir o ensino médio, se viu diante da dúvida sobre o que fazer a seguir. Ele sempre teve interesses variados, mas a ideia de escolher um caminho profissional parecia assustadora. Com o apoio de sua família e de um orientador vocacional, Rafael começou a explorar suas opções. Eles criaram um plano que incluía visitas a diferentes ambientes de trabalho e conversas com profissionais de diversas áreas. Essa abordagem não apenas ajudou Rafael a entender melhor suas próprias preferências, mas também o fez sentir-se mais confiante em relação ao futuro.

A transição para a vida adulta é, muitas vezes, marcada por uma série de expectativas sociais que podem ser desafiadoras para os jovens autistas. A pressão para se encaixar em padrões que muitas vezes não compreendem plenamente pode gerar ansiedade e insegurança. É nesse contexto que o planejamento se torna uma ferramenta poderosa. Ao definir objetivos claros e alcançáveis, os jovens podem se sentir mais preparados para enfrentar as novas demandas da vida adulta.

Além disso, é fundamental que os jovens autistas tenham acesso a recursos e informações que os ajudem a compreender as expectativas do mundo ao seu redor. A história de Clara, que participou de workshops sobre habilidades de vida e inserção no mercado de trabalho, exemplifica essa necessidade. Ao aprender sobre como elaborar um currículo, se preparar para entrevistas e lidar com as dinâmicas do ambiente de trabalho, Clara não apenas adquiriu conhecimentos práticos, mas também desenvolveu um senso de pertencimento e autonomia.

Outro aspecto importante da transição é a construção de uma rede de apoio sólida. A presença de familiares, amigos e profissionais que entendem as particularidades do autismo pode fazer toda a diferença. O relato de João, que encontrou um grupo de apoio para jovens autistas, ilustra como esse suporte pode ser transformador. Ele compartilha que, ao se conectar com outros jovens que enfrentavam desafios semelhantes, se sentiu mais compreendido e fortalecido para lidar com as incertezas da vida adulta.

A transição para a vida adulta não deve ser encarada como um processo isolado, mas sim como uma fase em que todos os envolvidos — família, educadores e a comunidade — têm um papel crucial a desempenhar. Promover um diálogo aberto e contínuo sobre as expectativas, desafios e sonhos é essencial. Ao criar um espaço onde os jovens autistas possam expressar suas preocupações e aspirações, estamos contribuindo para um desenvolvimento mais saudável e confiante.

Portanto, ao refletirmos sobre a transição para a vida adulta, é importante lembrar que cada jovem autista é único, com suas próprias experiências e desafios. Com um planejamento cuidadoso, apoio contínuo e um ambiente acolhedor, podemos ajudar esses jovens a se sentirem mais seguros e preparados para enfrentar o mundo que os aguarda. Que possamos, juntos, criar um futuro onde cada adolescente autista possa florescer em sua singularidade, abraçando as oportunidades que a vida adulta tem a oferecer.

Inserção no mercado de trabalho

A inserção no mercado de trabalho é um dos aspectos mais significativos da transição para a vida adulta para os jovens autistas. É uma fase que representa não apenas a busca por uma independência financeira, mas também a oportunidade de expressar talentos, desenvolver habilidades e encontrar um propósito. Nesse contexto, é essencial que esses jovens recebam o suporte necessário para navegar por esse novo cenário com confiança e segurança.

Imagine a história de Carla, uma jovem autista que sempre teve um talento especial para a tecnologia. Desde cedo, ela demonstrava interesse em programação e se dedicava a aprender por conta própria. Ao concluir o ensino médio, Carla decidiu que queria transformar sua paixão em uma carreira. Com o apoio de sua família, ela começou a participar de cursos de capacitação e a buscar estágios em empresas de tecnologia. Essa experiência não apenas a ajudou a desenvolver suas habilidades, mas também a proporcionou um ambiente onde se sentia valorizada e compreendida.

O desenvolvimento de habilidades práticas é fundamental para a inserção no mercado de trabalho. Os jovens autistas podem se beneficiar de programas de formação que enfatizam competências específicas, como comunicação, trabalho em equipe e resolução de problemas. Por exemplo, o relato de Pedro, que participou de um workshop sobre atendimento ao cliente, mostra como ele aprendeu a lidar com situações desafiadoras e a se comunicar de forma mais eficaz. Esses treinamentos são essenciais para prepará-los para as demandas do ambiente profissional.

Além disso, as empresas têm um papel crucial na inclusão de jovens autistas em seus quadros. Criar um ambiente de trabalho acolhedor e adaptado às necessidades desses colaboradores pode fazer toda a diferença. Isso inclui oferecer treinamentos aos funcionários sobre diversidade e inclusão, além de implementar adaptações no ambiente de trabalho, como a utilização de tecnologia assistiva ou a flexibilização de horários. A história de Lucas, que encontrou um emprego em uma empresa que valorizava suas habilidades e oferecia um ambiente estruturado, é um exemplo inspirador de como a inclusão pode beneficiar tanto o colaborador quanto a organização.

É importante também que os jovens autistas tenham acesso a orientações sobre o mercado de trabalho. Isso pode incluir a elaboração de currículos, técnicas para entrevistas e dicas sobre como se comportar em ambientes profissionais. A participação em feiras de emprego e eventos de *networking* pode proporcionar oportunidades valiosas para que eles se conectem com empregadores e aprendam mais sobre diferentes carreiras. A experiência de Ana, que conseguiu um estágio em uma empresa local após participar de uma feira de emprego, ilustra como essas iniciativas podem abrir portas e criar novas possibilidades.

O suporte contínuo durante essa fase de transição é essencial. Famílias e educadores devem estar atentos às necessidades dos jovens autistas e ajudá-los a explorar suas opções. Conversas abertas sobre interesses, habilidades e expectativas podem proporcionar clareza e direção. Além disso, a colaboração com profissionais de orientação vocacional pode ser um recurso valioso para ajudar esses jovens a identificar suas paixões e a traçar um caminho que ressoe com suas aspirações.

Por fim, é importante lembrar que a inserção no mercado de trabalho não é apenas uma questão de conseguir um emprego, mas sim de encontrar um lugar onde cada jovem autista possa se sentir respeitado e valorizado. Com o apoio adequado, eles podem não apenas conquistar sua independência, mas também contribuir de maneira significativa para a sociedade. Que possamos, juntos, trabalhar para criar um futuro onde cada jovem autista tenha a oportunidade de brilhar em sua carreira e viver plenamente sua vida profissional.

Vida social e relacionamentos na idade adulta

A vida social e os relacionamentos na idade adulta representam um aspecto fundamental da experiência dos jovens autistas. Nessa fase, a construção de conexões significativas pode ser tanto um desafio quanto uma oportunidade. À medida que os jovens autistas se tornam adultos, muitos se deparam com a necessidade de estabelecer e manter relacionamentos, sejam eles de amizade, familiares ou amorosos. Vamos explorar como esses relacionamentos podem se desenvolver e quais estratégias podem ser adotadas para facilitar essa jornada.

Imagine a história de Felipe, um jovem autista que sempre teve dificuldade em interagir em ambientes sociais. Ao entrar na vida adulta, ele percebeu que queria fazer amigos e, quem sabe, encontrar um amor. Com o apoio de sua família, Felipe decidiu se inscrever em um grupo de interesses comuns, em que poderia se conectar com pessoas que compartilhassem suas paixões. Essa decisão foi transformadora. Ao participar de atividades relacionadas à astronomia, ele não apenas aprendeu mais sobre o tema que amava, mas também conheceu outros jovens com interesses semelhantes. A experiência de Felipe ilustra como a busca por interesses comuns pode criar um terreno fértil para a formação de amizades duradouras.

Os relacionamentos amorosos, por sua vez, trazem suas próprias nuances. Para muitos jovens autistas, a dinâmica do namoro pode ser desafiadora. A comunicação e a interpretação de sinais sociais são áreas que frequentemente requerem atenção especial. A história de

Laura, que encontrou um parceiro que compreendia suas particularidades, demonstra a importância de um relacionamento baseado na empatia e na aceitação. Laura e seu parceiro estabeleceram uma comunicação aberta, em que ambos podiam expressar suas necessidades e preocupações. Essa abordagem não apenas fortaleceu o vínculo entre eles, mas também proporcionou um espaço seguro para que Laura explorasse sua identidade e suas emoções.

As amizades são igualmente importantes, pois oferecem apoio emocional e um senso de pertencimento. No entanto, a construção de laços sociais pode ser um processo gradual. A experiência de Ricardo, que, após anos de solidão, decidiu participar de um clube de leitura, mostra como a paciência e a persistência podem levar a resultados gratificantes. Ao se envolver em discussões sobre livros que amava, Ricardo começou a se sentir mais à vontade para compartilhar suas opiniões e, com o tempo, formou laços com outros membros do clube. Essa conexão não só o ajudou a desenvolver habilidades sociais, mas também lhe proporcionou um grupo de amigos que o apoiavam.

É fundamental que os jovens autistas tenham acesso a recursos que os ajudem a desenvolver habilidades sociais. Participar de oficinas sobre comunicação e relacionamentos pode ser um passo valioso. Além disso, o apoio de profissionais, como terapeutas e orientadores, pode oferecer estratégias práticas para enfrentar situações sociais desafiadoras. Por exemplo, aprender a ler expressões faciais e a entender a linguagem corporal pode ser extremamente benéfico.

Outro aspecto a ser considerado é a importância do suporte social. Ter uma rede de amigos e familiares que ofereçam compreensão e aceitação é crucial para o bem-estar emocional dos jovens autistas. O relato de Ana, que encontrou um grupo de apoio para autistas, ressalta como essas conexões podem ser transformadoras. Ao se sentir parte de uma comunidade que compartilha experiências semelhantes, Ana não apenas fortaleceu sua autoestima, mas também aprendeu a lidar melhor com as dificuldades que surgiam em suas interações sociais.

Por fim, é essencial que tanto os jovens autistas quanto seus amigos e parceiros sejam educados sobre as particularidades do autismo. Promover a empatia e a compreensão nas interações sociais pode criar um ambiente mais acolhedor e inclusivo. Conversas abertas sobre as dificuldades enfrentadas e as necessidades específicas podem ajudar a construir relacionamentos mais saudáveis e duradouros.

Ao refletirmos sobre a vida social e os relacionamentos na idade adulta, somos lembrados de que cada conexão é uma oportunidade de crescimento e aprendizado. Que possamos, juntos, criar um espaço onde os jovens autistas se sintam encorajados a explorar suas relações, a se conectar com os outros e a celebrar sua singularidade. A vida social é uma jornada, e cada passo dado em direção a relacionamentos significativos é um triunfo a ser celebrado.

Desafios e oportunidades na vida adulta

A vida adulta é uma fase repleta de desafios e oportunidades para os jovens autistas. À medida que esses indivíduos se aventuram no mundo do trabalho, da vida social e da independência, enfrentam questões que podem parecer intimidantes, mas que também oferecem um campo fértil para o crescimento e a realização. Vamos explorar alguns desses desafios e, ao mesmo tempo, destacar as oportunidades que surgem nesse momento crucial de suas vidas.

Um dos desafios mais significativos é a gestão do estresse. A vida adulta traz consigo responsabilidades que podem ser avassaladoras, especialmente para aqueles que estão se adaptando a novos ambientes e dinâmicas sociais. Imagine a história de Mariana, que ao começar seu primeiro emprego, sentiu a pressão de atender às expectativas de seus superiores e colegas. A ansiedade tomou conta dela, e, em certos momentos, parecia que o peso das obrigações era insuportável. No entanto, com o apoio de um mentor, Mariana aprendeu a implementar técnicas de gerenciamento do estresse, como a prática de *mindfulness* e a organização de suas tarefas em pequenas etapas. Essa abordagem não apenas a ajudou a lidar melhor com a pressão, mas também a desenvolveu um senso de controle sobre sua vida.

Outro aspecto desafiador é a busca por moradia independente. Para muitos jovens autistas, deixar a casa dos pais e viver sozinhos ou com colegas é um passo importante na construção da autonomia. Contudo, essa transição pode ser repleta de incertezas. A história de Rafael, que decidiu morar em uma república com outros jovens, ilustra bem essa jornada. No início, ele se sentiu sobrecarregado com as responsabilidades diárias, como cozinhar e gerenciar as contas. No entanto, com o tempo, ele começou a estabelecer rotinas e a buscar ajuda de recursos comunitários, como oficinas de habilidades de vida, que o ajudaram a se sentir mais confortável em sua nova realidade. Essa experiência não só contribuiu para sua independência, mas também fortaleceu sua confiança.

A manutenção da saúde mental é outro aspecto crucial que merece atenção. A vida adulta pode ser um período de intensas emoções e, para os jovens autistas, isso pode se manifestar em altos e baixos emocionais. A história de Clara, que enfrentou períodos de depressão após a transição para a vida adulta, destaca a importância de buscar apoio profissional. Com o incentivo de sua família, ela começou a frequentar sessões de terapia, onde aprendeu a identificar e gerenciar seus sentimentos. Essa jornada não apenas a ajudou a entender melhor sua condição, mas também a desenvolver estratégias para lidar com os desafios emocionais que surgiam.

Por outro lado, a vida adulta também apresenta oportunidades valiosas. O envolvimento em atividades comunitárias é uma forma poderosa de promover a inclusão e fortalecer laços sociais. Imagine a experiência de Lucas, que se juntou a um grupo de voluntariado em sua cidade. Ao dedicar seu tempo a ajudar os outros, ele não apenas fez novas amizades, mas também descobriu um propósito que trouxe significado à sua vida. A participação em atividades comunitárias pode ser uma forma de os jovens autistas se conectarem com suas paixões e contribuírem para a sociedade, ao mesmo tempo que fortalecem sua autoestima.

Desenvolver novos interesses é outra oportunidade que a vida adulta pode proporcionar. Muitos jovens autistas começam a explorar hobbies e atividades que sempre desejaram experimentar, mas que não tiveram a chance de fazer durante a infância. A história de Ana, que decidiu aprender a tocar violão, exemplifica essa busca por novos interesses. Ao se inscrever em aulas, ela não apenas adquiriu uma nova habilidade, mas também conheceu pessoas que compartilhavam sua paixão pela música. Essa conexão a ajudou a se sentir parte de uma comunidade e a desenvolver relacionamentos significativos.

A chave para navegar por esses desafios e oportunidades é a construção de uma rede de apoio sólida. As famílias, amigos e profissionais têm um papel fundamental em oferecer suporte e orientação. O relato de João, que encontrou um grupo de apoio para jovens autistas, destaca como essa rede pode ser transformadora. Ao compartilhar experiências e desafios com outros que compreendem suas lutas, João se sentiu fortalecido e mais preparado para enfrentar as adversidades da vida adulta.

Portanto, ao refletirmos sobre os desafios e oportunidades na vida adulta dos jovens autistas, é essencial lembrar que cada um deles possui uma jornada única. Com apoio, compreensão e recursos adequados, é possível não apenas superar obstáculos, mas também abraçar as oportunidades que surgem. Que possamos, juntos, criar um ambiente onde cada jovem autista possa se sentir encorajado a explorar suas capacidades, a buscar seus sonhos e a viver plenamente. A vida adulta é um campo vasto de possibilidades, e cada passo dado em direção à realização é uma conquista a ser celebrada.

Capítulo 11

O PAPEL DA FAMÍLIA E DO CUIDADOR

A importância da rede de apoio familiar

A família é o alicerce fundamental na vida de um autista, desempenhando um papel crucial que vai muito além do cuidado cotidiano. Ela representa um espaço de amor, compreensão e acolhimento, onde cada membro pode contribuir de maneira significativa para o desenvolvimento e o bem-estar do indivíduo. Nesse contexto, é essencial reconhecer os diferentes tipos de suporte que a família pode oferecer, desde o apoio emocional até a assistência prática nas atividades diárias.

Vamos imaginar a história de Ana e sua família. Desde pequena, Ana sempre teve dificuldades em se comunicar e interagir com os outros. No entanto, sua família decidiu se unir para criar um ambiente acolhedor e inclusivo. Os pais de Ana se dedicaram a aprender sobre o autismo, buscando informações e recursos que pudessem ajudá-los a entender melhor as necessidades da filha. Eles implementaram rotinas diárias que respeitavam a previsibilidade que Ana tanto precisava, além de promover momentos de socialização em um ambiente seguro. Essa abordagem não apenas fortaleceu os laços familiares, mas também permitiu que Ana se sentisse mais confiante e amada.

A comunicação aberta é um dos pilares que sustentam essa rede de apoio familiar. Conversas sinceras sobre as dificuldades e conquistas do autista são essenciais para que todos os membros da família se sintam envolvidos e compreendidos. A história de Carlos, que compartilha suas experiências e desafios com seus irmãos, exemplifica como essa comunicação pode criar um espaço de empatia e solidariedade. Ao expressar suas emoções e inseguranças, Carlos não apenas se sente mais apoiado, mas também ensina seus irmãos a respeitar e entender suas particularidades.

Além do suporte emocional, a presença de um cuidador pode aliviar a pressão sobre os pais, permitindo que eles encontrem um equilíbrio entre suas responsabilidades e o cuidado com o autista. O relato de Mariana, que contratou uma cuidadora para ajudar em algumas atividades diárias, ilustra como essa decisão foi transformadora. Com o apoio da cuidadora, Mariana pôde dedicar mais tempo a si mesma e aos seus outros filhos, enquanto a cuidadora se tornava uma figura confiável e carinhosa na vida de seu filho autista. Essa colaboração não apenas promoveu um ambiente mais saudável, mas também contribuiu para o desenvolvimento do autista, que se sentiu mais à vontade para explorar novas atividades e interações.

É importante destacar que cada família é única e, portanto, as estratégias de apoio podem variar. Algumas famílias podem optar por buscar grupos de apoio, em que podem compartilhar experiências e aprender com outras pessoas que enfrentam desafios semelhantes. A história de Roberto, que se juntou a um grupo de pais de autistas, revela como essa rede de apoio pode ser enriquecedora. Ao trocar ideias e estratégias com outros pais, Roberto encontrou novas maneiras de lidar com as dificuldades e, ao mesmo tempo, fortaleceu sua própria resiliência.

A presença de um cuidador, seja um profissional ou um membro da família, também pode promover um desenvolvimento mais saudável para o autista. Cuidadores treinados podem oferecer atividades que estimulem habilidades sociais, emocionais e cognitivas, criando oportunidades para o autista interagir com o mundo de maneira mais confiante. A história de Paula, que começou a participar de sessões de terapia ocupacional com a ajuda de uma cuidadora, é um exemplo inspirador. Com o suporte adequado, Paula não apenas desenvolveu novas habilidades, mas também se sentiu mais integrada à sua comunidade.

Portanto, ao refletirmos sobre a importância da rede de apoio familiar, é essencial lembrar que cada ação, cada conversa e cada momento de compreensão contribuem para o crescimento e a felicidade do autista. Que possamos, juntos, construir um ambiente onde o amor e a empatia sejam os guias, permitindo que cada indivíduo autista floresça em sua singularidade e potencial. A família, como núcleo essencial, tem o poder de transformar vidas, criando um futuro mais promissor e acolhedor para todos.

Estratégias de enfrentamento para pais e cuidadores

A jornada de ser pai ou cuidador de uma pessoa autista é repleta de amor, desafios e, muitas vezes, incertezas. Para lidar com as demandas diárias e as emoções que emergem dessa experiência, é fundamental que os cuidadores adotem estratégias práticas que promovam seu bem-estar e resiliência. Nesse contexto, vamos explorar algumas abordagens que podem ajudar a criar um equilíbrio saudável entre o cuidado e a vida pessoal.

Uma das primeiras estratégias é o autocuidado. Muitas vezes, os cuidadores se dedicam tanto ao bem-estar do autista que esquecem de cuidar de si mesmos. É crucial reservar momentos para relaxar e recarregar as energias. Imagine a história de Fernanda, que, após perceber que estava se sentindo exausta e sobrecarregada, decidiu incluir em sua rotina semanal uma hora de yoga. Esse simples ato não apenas trouxe alívio para sua mente e corpo, mas também a ajudou a ser uma cuidadora mais presente e atenta. O autocuidado não é um luxo, mas uma necessidade que permite aos cuidadores manterem-se saudáveis e equilibrados.

Além disso, o gerenciamento do estresse é uma habilidade essencial. Os cuidadores frequentemente enfrentam situações que podem ser emocionalmente desgastantes. Técnicas de respiração, meditação e *mindfulness* podem ser extremamente úteis para lidar com a pressão do dia a dia. Por exemplo, Paulo, um cuidador dedicado, encontrou na meditação uma forma eficaz de acalmar sua mente após um dia difícil. Ao dedicar apenas alguns minutos por dia para essa prática, ele conseguiu reduzir sua ansiedade e aumentar sua clareza mental, permitindo que enfrentasse os desafios com mais serenidade.

Buscar apoio é outra estratégia vital. Participar de grupos de suporte pode proporcionar um espaço seguro para compartilhar experiências, trocar dicas e receber encorajamento. A história de Luciana, que se juntou a um grupo de pais de autistas, ilustra como essa rede pode ser transformadora. Ao ouvir outras pessoas que enfrentam desafios semelhantes, Luciana se sentiu menos sozinha e mais fortalecida para lidar com suas próprias dificuldades. O apoio mútuo é uma poderosa ferramenta de enfrentamento, pois cria um senso de comunidade e pertencimento.

Além disso, é fundamental que os cuidadores reconheçam suas próprias necessidades. Muitas vezes, eles se sentem culpados por querer um tempo para si mesmos ou por buscar atividades que não envolvem diretamente o autista. No entanto, entender que cuidar de si mesmo é um ato de amor também para o autista é essencial. A história de André, que começou a praticar um hobby que sempre amou — a fotografia — demonstra como encontrar tempo para as próprias paixões pode ser revigorante. Ao se permitir momentos de alegria e descontração, André não apenas se sentiu mais feliz, mas também trouxe essa energia positiva para sua relação com seu filho.

Por fim, é importante que os cuidadores se eduquem sobre o autismo e as melhores práticas de cuidado. Conhecimento é poder, e estar informado sobre as necessidades e características do autista pode ajudar a reduzir a ansiedade e aumentar a confiança. A história de Renata, que participou de workshops e cursos sobre autismo, mostra como essa educação a ajudou a entender melhor seu filho e a desenvolver estratégias mais eficazes para lidar com os desafios diários.

Em suma, as estratégias de enfrentamento para pais e cuidadores são essenciais para promover um ambiente saudável e acolhedor. Ao priorizar o autocuidado, gerenciar o estresse, buscar apoio, reconhecer suas necessidades e se educar sobre o autismo, os cuidadores podem não apenas melhorar sua qualidade de vida, mas também se tornar fontes de força e amor para os autistas sob seus cuidados. Que possamos, juntos, construir um espaço onde cada cuidador se sinta valorizado e fortalecido em sua jornada, contribuindo para um futuro mais brilhante e esperançoso para todos.

Promovendo a autonomia e o desenvolvimento do autista

A promoção da autonomia e do desenvolvimento do autista é um dos maiores presentes que a família pode oferecer. Essa jornada não consiste apenas em ensinar habilidades práticas, mas de cultivar uma mentalidade de autoconfiança e independência que acompanhará o autista ao longo de sua vida. Vamos explorar como as famílias podem incentivar essa autonomia, ajudando seus filhos a se prepararem para os desafios da vida adulta.

Imagine a história de Lucas, um jovem autista que sempre teve um interesse especial em culinária. Desde pequeno, ele observava sua mãe cozinhar e sonhava em fazer suas próprias receitas. Com o apoio da família, Lucas começou a participar de aulas de culinária adaptadas, onde aprendeu não apenas a cozinhar, mas também a gerenciar ingredientes, seguir receitas e até mesmo planejar refeições. Essa experiência não só desenvolveu suas habilidades culinárias, mas também promoveu sua confiança. Ao preparar um jantar especial para sua família, Lucas não apenas se sentiu realizado, mas também se viu como alguém capaz de contribuir para o lar.

As habilidades da vida diária, como cozinhar, gerenciar finanças e cuidar da saúde, são essenciais para a autonomia. A família pode desempenhar um papel fundamental ao criar oportunidades para que o autista pratique essas habilidades em um ambiente seguro. A história de Ana, que começou a ajudar nas compras semanais, ilustra essa abordagem. Ao acompanhar sua mãe ao mercado, Ana aprendeu a fazer listas de compras, a comparar preços e a escolher alimentos saudáveis. Essa experiência não apenas a ajudou a adquirir habilidades práticas, mas também a fez sentir-se parte ativa da família.

Além disso, é vital que as famílias incentivem a independência emocional. Isso pode incluir a promoção de momentos de reflexão e autoconhecimento. A história de Felipe, que começou a manter um diário, mostra como essa prática pode ser poderosa. Ao escrever sobre seus sentimentos e experiências, Felipe desenvolveu uma melhor compreensão de si mesmo e aprendeu a expressar suas emoções de forma mais clara. Essa habilidade não só o ajudou a lidar com situações desafiadoras, mas também o preparou para interações sociais mais saudáveis.

A socialização é outro componente crucial para o desenvolvimento do autista. As famílias podem criar oportunidades de interação com outras pessoas, seja por meio de grupos de interesse, atividades comunitárias ou eventos sociais. O relato de Clara, que se juntou a um clube de leitura, revela como essa experiência a ajudou a fazer novas amizades e a se sentir mais conectada. Participar de atividades em grupo não apenas promove a socialização, mas também oferece um espaço para que os jovens autistas pratiquem habilidades sociais em um ambiente acolhedor.

A implementação de rotinas estruturadas é uma estratégia eficaz para ajudar os autistas a se sentirem mais seguros e confiantes. A família pode criar um cronograma diário que inclua atividades de aprendizado, momentos de lazer e tempos de descanso. A história de João, que, com a ajuda de seus pais, estabeleceu uma rotina que incluía a prática de esportes, estudo e hobbies, ilustra como essa abordagem pode proporcionar um senso de previsibilidade e controle. Ao seguir uma rotina, João não apenas se sentiu mais confortável, mas também aprendeu a gerenciar seu tempo de forma eficaz.

Outro aspecto importante a ser considerado é o papel da família na defesa do autista. Isso envolve criar um ambiente onde o indivíduo se sinta seguro para expressar suas necessidades e desejos. A história de Mariana, que, ao perceber que seu filho estava enfrentando dificuldades na escola, decidiu conversar com os professores e buscar adaptações, exemplifica essa defesa. Ao agir como advogada de seu filho, Mariana não apenas ajudou a garantir um ambiente escolar mais inclusivo, mas também ensinou a ele a importância de se fazer ouvir.

Por fim, é essencial que as famílias celebrem cada pequena conquista do autista. Cada passo em direção à autonomia deve ser reconhecido e celebrado, pois isso reforça a autoestima e a motivação. A história de Rafael, que, após meses de prática, aprendeu a fazer sua própria roupa, é um exemplo inspirador. Quando sua família organizou uma pequena festa para comemorar essa conquista, Rafael não apenas se sentiu valorizado, mas também entendeu que suas habilidades e esforços eram dignos de reconhecimento.

Promover a autonomia e o desenvolvimento do autista é um caminho repleto de oportunidades e aprendizados. Com amor, paciência e estratégias adequadas, as famílias podem ajudar seus filhos a se tornarem indivíduos independentes e confiantes. Que possamos, juntos, criar um ambiente onde cada autista tenha a chance de florescer, abraçando suas singularidades e contribuindo para a sociedade de maneira significativa. A jornada rumo à autonomia é uma celebração da vida, e cada passo dado é um triunfo a ser compartilhado.

O futuro do autista e o papel da família na transição

À medida que os jovens autistas se aproximam da vida adulta, a família desempenha um papel fundamental na preparação para as transições que estão por vir. Essas transições, que incluem a entrada no mercado de trabalho, a busca por moradia independente e o desenvolvimento de relacionamentos significativos, exigem um planejamento cuidadoso e um apoio contínuo. É um momento que pode ser tanto emocionante quanto desafiador, e é essencial que as famílias estejam equipadas para guiar seus filhos com amor e compreensão.

Vamos pensar na história de Marcos, um jovem autista que sempre sonhou em trabalhar com design gráfico. Sua família, ciente da importância de um planejamento estruturado, começou a se preparar para essa transição desde cedo. Com o auxílio de um orientador vocacional, eles exploraram as opções de cursos e estágios que poderiam ajudar Marcos a desenvolver suas habilidades. Ao participar de workshops e projetos práticos, ele não apenas aprimorou suas competências, mas também começou a construir uma rede de contatos no setor. Essa preparação não só o deixou mais confiante, mas também fez com que ele se sentisse valorizado e apoiado em sua jornada.

A comunicação aberta entre a família e o jovem autista é essencial durante esse processo. Conversas regulares sobre expectativas, medos e aspirações ajudam a criar um ambiente seguro, onde o autista pode expressar suas preocupações e sonhos. A história de Juliana, que frequentemente se sentava com seu filho para discutir seus interesses e objetivos, ilustra a importância desse diálogo. Ao se sentirem ouvidos e compreendidos, os jovens autistas podem desenvolver uma visão mais clara de seu futuro e se sentirem mais preparados para enfrentar os desafios que surgem.

Além disso, a defesa dos direitos do autista é uma responsabilidade que recai sobre a família. Isso significa estar atento às necessidades do jovem em diferentes contextos, como na escola ou no ambiente de trabalho. A experiência de Rosana, que se tornou uma defensora ativa dos direitos de seu filho, é um exemplo inspirador. Ao se reunir com educadores e empregadores, ela se certificou de que as adaptações necessárias fossem implementadas, garantindo um espaço inclusivo e acolhedor para seu filho. Essa defesa não apenas promove a inclusão, mas também ensina ao jovem autista a importância de se fazer ouvir e de lutar por suas necessidades.

O papel da família na transição para a vida adulta também envolve a criação de um ambiente que valorize a independência. Incentivar o autista a assumir responsabilidades, como gerenciar suas finanças ou preparar suas refeições, é fundamental. A história de Tiago, que começou a fazer suas próprias compras e a cozinhar para si mesmo, exemplifica essa abordagem. Com o apoio de sua família, ele não apenas adquiriu novas habilidades, mas também desenvolveu um senso de autonomia e confiança que o preparou para a vida independente.

Por último, é importante que a família celebre as conquistas, por menores que sejam. Cada passo dado em direção à independência deve ser reconhecido e comemorado. A experiência de Carla, que após meses de esforço conseguiu um estágio em uma empresa de marketing, é um exemplo claro disso. Sua família organizou uma pequena celebração para marcar essa conquista, reforçando a ideia de que cada vitória é significativa e merece ser celebrada. Esse reconhecimento não apenas motiva o jovem autista, mas também fortalece os laços familiares, criando um ambiente de apoio e encorajamento.

Em suma, a transição para a vida adulta é um momento crucial na vida de um jovem autista, e a família tem um papel vital nesse processo. Com planejamento cuidadoso, comunicação aberta e um compromisso com a defesa dos direitos, as famílias podem ajudar seus filhos a navegar por esse caminho com confiança e segurança. Que possamos, juntos, construir um futuro onde cada jovem autista tenha a oportunidade de brilhar, abraçando suas singularidades e contribuindo para a sociedade de maneira significativa. A jornada é desafiadora, mas com amor e apoio incondicional, é possível alcançar novos horizontes e realizar sonhos.

Capítulo 12

O FUTURO DO AUTISMO

Avanços nas pesquisas sobre o autismo

Nos últimos anos, o campo do autismo tem vivenciado uma verdadeira revolução, impulsionada por pesquisas inovadoras que buscam entender melhor essa condição complexa. A neurociência, a genética e as terapias comportamentais estão na vanguarda dessas descobertas, moldando uma nova compreensão sobre o autismo e suas nuances. Vamos explorar juntos algumas dessas inovações que prometem transformar a vida de autistas e suas famílias.

Um dos avanços mais significativos é o entendimento das bases neurológicas do autismo. Estudos recentes têm revelado como as conexões cerebrais se desenvolvem de maneira única em indivíduos autistas. Pesquisadores, utilizando técnicas de imagem avançadas, conseguiram mapear as diferenças na estrutura e funcionamento do cérebro autista em comparação ao cérebro neurotípico. Essa compreensão não apenas ajuda a desmistificar o autismo, mas também abre portas para intervenções mais personalizadas e eficazes. Imagine um futuro em que terapias são adaptadas de acordo com o perfil neurológico de cada indivíduo, promovendo um suporte mais direcionado e eficiente.

Além das descobertas neurológicas, a genética também desempenha um papel crucial na compreensão do autismo. Pesquisas têm identificado variações genéticas associadas ao espectro autista, oferecendo um novo olhar sobre a hereditariedade e os fatores de risco. Essa informação é valiosa, pois pode levar a diagnósticos mais precoces e a intervenções que considerem as predisposições genéticas. Um exemplo inspirador é o estudo de uma família que, ao compreender a história genética de seu filho, conseguiu buscar tratamentos e terapias que se alinharam com suas necessidades específicas, resultando em progressos significativos.

As terapias comportamentais também têm avançado de maneira impressionante. Novas abordagens, como a Análise Comportamental Aplicada (ABA) e a Terapia de Integração Sensorial, têm sido aprimoradas para atender melhor as necessidades dos autistas. Essas intervenções não apenas ajudam a desenvolver habilidades sociais e de comunicação, mas também consideram o bem-estar emocional do indivíduo. O relato de uma jovem chamada Sofia, que participou de um programa de terapia que integrava atividades lúdicas e sociais, ilustra como essas práticas podem ser transformadoras. Ao se sentir mais confortável em ambientes sociais, Sofia começou a fazer amigos e a participar de atividades que antes a deixavam ansiosa.

Além disso, a tecnologia está se tornando uma aliada poderosa na pesquisa e no tratamento do autismo. Aplicativos de comunicação, dispositivos de realidade aumentada e ferramentas de aprendizado on-line têm sido desenvolvidos para ajudar autistas a se expressarem e a se conectarem com o mundo ao seu redor. A história de Miguel, que utilizou um aplicativo de comunicação para se conectar com sua família e amigos, é um exemplo de como a tecnologia pode derrubar barreiras e facilitar a interação social. Essa evolução tecnológica não apenas promove a autonomia, mas também oferece novas oportunidades de aprendizado e socialização.

À medida que avançamos, é fundamental reconhecer que o autismo é uma área em constante desenvolvimento. O que sabemos hoje pode ser ampliado e aprimorado amanhã. O futuro das pesquisas sobre o autismo é promissor, trazendo à tona novas possibilidades que podem transformar vidas. Cada descoberta, cada inovação, traz consigo a esperança de um mundo mais inclusivo e acolhedor para todos os autistas. Que possamos, juntos, acompanhar e apoiar essas evoluções, sempre com um olhar atento e empático, prontos para abraçar o que há de novo e positivo na jornada de compreensão e aceitação do autismo.

Inclusão e Acessibilidade na Sociedade

A inclusão social e a acessibilidade são pilares fundamentais para a construção de uma sociedade que realmente acolha a diversidade. Para os autistas, essas questões vão além de meras políticas; elas representam a diferença entre viver em um ambiente que respeita suas singularidades ou enfrentar barreiras que limitam seu potencial. Nesse contexto, é essencial discutir as iniciativas e ações que têm sido implementadas para criar um mundo mais inclusivo e acessível.

Vamos imaginar a história de uma escola que decidiu transformar seu ambiente para se tornar mais acolhedora para alunos autistas. A diretora, preocupada com a experiência de todos os estudantes, promoveu uma série de treinamentos para professores e funcionários, focando na sensibilização sobre o autismo. Esses workshops não só educaram a equipe sobre as características do espectro autista, mas também incentivaram a empatia e a compreensão das necessidades individuais de cada aluno. Como resultado, a escola implementou adaptações em suas práticas pedagógicas, criando um espaço onde todos se sentem valorizados e respeitados.

Além das escolas, o ambiente de trabalho também precisa ser um lugar inclusivo. A história de Rafael, um jovem autista que conseguiu um estágio em uma empresa que prioriza a diversidade, ilustra como a inclusão pode transformar vidas. A empresa adotou políticas de acessibilidade, oferecendo suporte e adaptações necessárias para que Rafael pudesse desempenhar suas funções. Com um mentor que o guiava e ajudava a navegar pelas dinâmicas do escritório, Rafael não só se destacou em suas tarefas, mas também se sentiu parte integrante da equipe, contribuindo com suas ideias e criatividade.

As políticas públicas desempenham um papel crucial na promoção da inclusão. Muitas cidades têm implementado legislações que garantem o acesso de autistas a serviços e espaços públicos, como praças, bibliotecas e centros de convivência. A experiência de Ana, que participa de um projeto comunitário que visa adaptar espaços públicos para torná-los mais acessíveis, é um exemplo inspirador. Por meio de reuniões com a comunidade, Ana e seus colegas discutem as necessidades de acessibilidade, promovendo mudanças que beneficiam não apenas os autistas, mas toda a população.

A tecnologia também se mostra uma aliada poderosa na promoção da inclusão. Aplicativos que facilitam a comunicação, plataformas de aprendizado on-line e ferramentas de realidade aumentada têm sido desenvolvidos para ajudar autistas a se conectarem e interagirem com o mundo ao seu redor. A história de Miguel, que utiliza um aplicativo de comunicação para expressar suas necessidades e desejos, revela como a tecnologia pode derrubar barreiras e promover a autonomia. Ao se sentir mais confiante em se comunicar, Miguel não apenas melhora suas interações sociais, mas também se torna um defensor de sua própria inclusão.

É vital que todos nós, como sociedade, nos tornemos agentes de mudança. Cada um de nós pode contribuir para um ambiente mais acolhedor e respeitoso. Isso pode ser feito mediante pequenas ações cotidianas, como promover a inclusão em eventos comunitários, defender políticas que favoreçam a acessibilidade e educar amigos e familiares sobre o autismo. A história de Clara, que organizou um evento em sua comunidade para sensibilizar sobre a inclusão de autistas, exemplifica como um gesto simples pode gerar um impacto significativo. Ao reunir pessoas para discutir e aprender sobre o autismo, Clara ajudou a criar um espaço de diálogo e compreensão.

A inclusão e a acessibilidade são mais do que conceitos; são compromissos que devemos assumir coletivamente. Ao trabalharmos juntos para criar ambientes que acolham e respeitem as diferenças, estaremos não apenas beneficiando os autistas, mas enriquecendo a sociedade como um todo. Que possamos, juntos, abraçar a diversidade e construir um futuro onde todos tenham a oportunidade de brilhar, independentemente de suas particularidades. Cada passo em direção à inclusão é um passo em direção a um mundo mais justo e humano.

O papel da tecnologia na vida dos autistas

A tecnologia tem se mostrado uma aliada poderosa na vida dos autistas, oferecendo uma gama de recursos que podem facilitar a comunicação, aprendizado e desenvolvimento de habilidades sociais. À medida que avançamos em um mundo cada vez mais digital, é essencial explorar como essas ferramentas tecnológicas estão transformando a experiência de autistas e suas famílias.

Vamos começar com a comunicação, um aspecto crucial para muitos autistas. Aplicativos de comunicação aumentativa e alternativa (CAA) têm sido desenvolvidos especificamente para ajudar aqueles que enfrentam dificuldades de fala. Imagine a história de Lucas, um jovem autista que, após anos lutando para se expressar verbalmente, começou a usar um aplicativo de CAA. Com a ajuda desse recurso, Lucas conseguiu compartilhar seus pensamentos e sentimentos com sua família e amigos pela primeira vez. Essa nova forma de comunicação não apenas melhorou suas interações sociais, mas também aumentou sua autoestima, permitindo que ele se sentisse mais conectado ao mundo ao seu redor.

Além disso, a tecnologia educacional tem proporcionado oportunidades únicas de aprendizado para autistas. Plataformas on-line e aplicativos interativos oferecem conteúdos adaptados que atendem às necessidades individuais de cada estudante. A história de Ana, uma estudante autista que utilizou um aplicativo de aprendizado personalizado, ilustra essa realidade. Com exercícios adaptados ao seu ritmo, Ana não apenas aprendeu novas habilidades acadêmicas, mas também se sentiu mais motivada e engajada em seu processo de aprendizado. Essa personalização no ensino é um exemplo claro de como a tecnologia pode eliminar barreiras e criar um ambiente mais inclusivo.

As ferramentas de realidade aumentada e virtual também estão ganhando destaque na vida dos autistas. Essas tecnologias oferecem experiências imersivas que podem ajudar os indivíduos a praticar habilidades sociais em ambientes simulados. O relato de Felipe, que participou de um programa de realidade virtual que simula interações sociais, é inspirador. Ao se envolver em situações sociais em um ambiente seguro e controlado, Felipe aprendeu a lidar com a ansiedade e a desenvolver suas habilidades de comunicação. Essa abordagem inovadora não só promove a prática, mas também reduz o estresse associado a interações sociais no mundo real.

A tecnologia também desempenha um papel importante na promoção da autonomia. Dispositivos de monitoramento e aplicativos de organização ajudam autistas a gerenciar suas rotinas diárias e a se tornarem mais independentes. A história de Mariana, que começou a usar um aplicativo de gerenciamento de tarefas, exemplifica essa transformação. Com lembretes diários e listas de afazeres, Mariana conseguiu organizar sua rotina de forma eficaz, o que não apenas aumentou sua produtividade, mas também seu senso de controle sobre a própria vida.

Além disso, as redes sociais têm se tornado um espaço vital para a comunidade autista. Plataformas on-line permitem que autistas se conectem, compartilhem experiências e encontrem apoio. A experiência de João, que se juntou a um grupo on-line de apoio para autistas, mostra como essas interações podem ser significativas. Por meio das redes sociais, João encontrou amigos que compreendiam suas vivências e desafios, criando um espaço de pertencimento e aceitação. Essa conexão virtual não só proporciona apoio emocional, mas também abre portas para novas amizades e oportunidades.

Por fim, é importante ressaltar que, embora a tecnologia ofereça inúmeras vantagens, é fundamental que seu uso seja equilibrado e supervisionado. O papel dos pais e cuidadores é crucial para garantir que as ferramentas tecnológicas sejam utilizadas de forma saudável e produtiva. A história de Renata, que estabeleceu limites de tempo para o uso de dispositivos eletrônicos em sua casa, ilustra essa abordagem equilibrada. Ao promover um uso consciente da tecnologia, Renata ajudou seu filho a aproveitar os benefícios sem se tornar dependente.

Em resumo, a tecnologia está moldando um futuro promissor para autistas, oferecendo recursos que facilitam a comunicação, aprendizado e desenvolvimento social. À medida que continuamos a explorar e expandir essas inovações, é fundamental que todos nós, como sociedade, estejamos abertos a abraçar essas mudanças e a promover um ambiente onde cada autista possa prosperar. Que possamos, juntos, celebrar as possibilidades que a tecnologia traz, ajudando a construir um mundo mais inclusivo e acessível para todos.

Reflexões finais e chamado à ação

Ao chegarmos ao final desta jornada, é impossível não refletir sobre tudo o que aprendemos e sobre o impacto que cada um de nós pode ter na vida de autistas e de suas famílias. Este livro não é apenas uma coletânea de informações; é um convite à empatia, à compreensão e à ação. Cada capítulo nos trouxe histórias inspiradoras, desafios reais e soluções práticas, revelando que o autismo é uma parte da diversidade humana que merece ser celebrada e respeitada.

A inclusão e a acessibilidade não são apenas conceitos abstratos; são direitos fundamentais que todos devemos defender. Ao olharmos para as histórias de vida de autistas, percebemos que cada um deles possui sonhos, habilidades e potencialidades únicas. É nossa responsabilidade, como sociedade, garantir que essas individualidades sejam reconhecidas e valorizadas. A transformação começa em pequenas ações do dia a dia. Que tal começar a promover a inclusão em seu círculo social? Seja em uma conversa com amigos, em um evento comunitário ou mesmo em sua escola ou local de trabalho, cada passo conta.

Além disso, é fundamental que continuemos a educar a nós mesmos e aos outros sobre o autismo. O conhecimento é uma ferramenta poderosa que pode desmistificar preconceitos e promover um entendimento mais profundo. Participar de workshops, ler sobre o tema e compartilhar informações com pessoas ao nosso redor são formas de contribuir para uma cultura de aceitação e respeito. Ao nos tornarmos defensores ativos da inclusão, não apenas ajudamos os autistas, mas também enriquecemos nossas próprias vidas.

Convido você a se engajar em ações concretas que façam a diferença. Isso pode incluir apoiar organizações que trabalham em prol da inclusão, participar de grupos de apoio ou simplesmente ser um amigo que escuta e acolhe. Cada gesto, por menor que pareça, pode ter um impacto significativo na vida de alguém. Pense na história de Clara, que organizou um evento para sensibilizar sua comunidade sobre o autismo. Sua iniciativa não apenas trouxe informação, mas também uniu pessoas em torno de um propósito comum.

Por fim, lembre-se de que a jornada em direção à inclusão é contínua. O futuro do autismo depende de nós, de nossas atitudes e de nosso compromisso em construir um mundo mais justo e acolhedor. Que possamos, juntos, abraçar a diversidade, celebrando cada conquista e aprendendo com cada desafio. O autismo não é uma limitação, mas uma oportunidade de expandir nossos horizontes e aprender a ver o mundo através de diferentes perspectivas.

Que este livro sirva como um lembrete constante de que cada um de nós tem um papel a desempenhar na construção de um futuro onde todos, independentemente de suas particularidades, possam brilhar. A mudança começa agora, e você é parte fundamental desse processo. Vamos juntos fazer a diferença!

Queridos leitores,

Ao chegarmos ao final desta jornada, sinto uma profunda gratidão por cada um de vocês que se dispôs a explorar o universo do autismo comigo. Este livro não é apenas uma coleção de informações; é um convite à empatia, à reflexão e à transformação. Ao longo das páginas que vocês leram, espero ter conseguido iluminar as nuances e as complexidades da vida de um autista, desmistificando preconceitos e trazendo à tona a beleza que reside na diversidade.

Cada história compartilhada, cada desafio e cada conquista discutidos aqui são um lembrete do quão importante é o nosso papel na construção de um mundo mais inclusivo e acolhedor. Que possamos sempre lembrar que, por trás de cada diagnóstico, existe uma pessoa única, com sonhos, desafios e um potencial imenso.

Convido vocês a continuarem essa jornada de aprendizado e aceitação. Que as lições aqui apresentadas inspirem ações concretas em suas vidas, que cada um de nós possa ser um agente de mudança em nossas comunidades, promovendo a inclusão e o respeito à diversidade.

Agradeço de coração por me acompanharem neste caminho. Juntos, podemos fazer a diferença e criar um futuro mais brilhante para todos.

Com carinho,

Leonardo Soares de Oliveira

REDES SOCIAIS DO AUTOR

Instagram: instagram.com/leonardosoaresdeoliveira

Facebook: https://www.facebook.com/leonardoalpharomeu/